CONTRIBUTION A L'ÉTUDE

DE

LA LAPAROTOMIE

EXPLORATRICE

PAR

Mademoiselle BELLY

DOCTEUR EN MÉDECINE

BORDEAUX

IMPRIMERIE G. GOUNOUILHOU

11, rue Guiraude, 11

1897

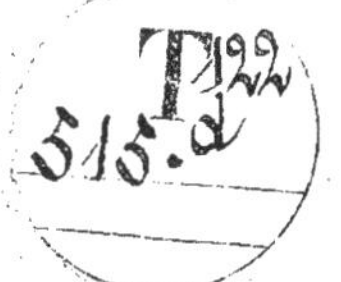

CONTRIBUTION A L'ÉTUDE

DE

LA LAPAROTOMIE

EXPLORATRICE

PAR

Mademoiselle BELLY

DOCTEUR EN MÉDECINE

BORDEAUX

IMPRIMERIE G. GOUNOUILHOU

11, Rue Guiraude, 11

—

1897

Un légitime sentiment de gratitude filiale me fait tout d'abord dédier ce petit travail

A MON PÈRE

dont les sacrifices sans limite ont été la cause primordiale de mon succès, et

A MA MÈRE

qui ne m'a pas laissée un seul instant pendant le cours de mes études professionnelles, afin de ne pas m'isoler de l'amour profond de la famille, et de faciliter ainsi le résultat de mes efforts.

MEIS ET AMICIS

TABLE DES MATIÈRES

INTRODUCTION

Durant le cours de nos études et depuis douze ans que nous exerçons la profession médicale, nous avons été souvent frappée de la difficulté que l'on éprouve parfois pour établir le diagnostic des affections abdominales, et de l'action surprenante qu'une simple laparotomie peut exercer sur l'évolution de ces maladies, principalement chez la femme; aussi, acceptâmes-nous avec empressement l'offre que nous fit M. le professeur agrégé Villar de prendre pour sujet de notre travail inaugural, la « laparotomie exploratrice »; surtout après l'importante communication qu'il venait de faire, en 1894, au Congrès de Rome, sur cette matière.

Cette Thèse, que nous aurions désiré présenter depuis longtemps, a été retardée, à notre grand regret, par l'impossibilité où nous nous sommes trouvée, malgré des assurances primitivement données, de pouvoir, avec un brevet d'institutrice et un titre de bachelier ès sciences mathématiques, faire transformer, en cours d'études, des inscriptions d'officiat en celles de doctorat; transformation qui, malgré notre complément d'études pour la licence ès sciences naturelles, nous fut plusieurs fois refusée par suite de l'inflexibilité des modifications successives de la loi et des règlements.

L'attente de la promulgation de la loi Chevandier d'une part et, depuis deux ans, des indispositions dues au surmenage, ne nous ont pas permis de réaliser plus tôt nos espérances. Aussi c'est avec la plus vive satisfaction que nous venons aujourd'hui offrir le résumé des travaux intéressants qui ont paru depuis un demi-siècle sur la question que nous allons traiter. Quelque modeste que soit notre travail, nous aurons atteint notre but si, par la nature de nos recherches et le nombre de nos observations, nous avons pu arriver, sans parti pris, à démontrer que la laparotomie exploratrice est une opération sans danger, et qu'elle peut et doit être pratiquée dans la plupart des affections chroniques de l'abdomen.

Avant d'aborder notre sujet, nous considérons comme un devoir d'exprimer nos remerciements à nos bien chers maîtres de la Faculté de Médecine de Bordeaux, qui n'ont cessé de nous témoigner, en toute circonstance, une bienveillance si digne de la plus profonde gratitude.

Nous penserons, en premier lieu, à M. le Dr Micé, ex-professeur de chimie à notre Faculté, aujourd'hui recteur de l'Académie de Clermont, notre maître vénéré, qui a encouragé nos efforts et guidé nos débuts vers la carrière médicale. Il a droit à notre sincère reconnaissance.

Nous rappellerons la mémoire de M. le professeur Denucé, notre chef de service à l'hôpital, qui a fait notre éducation chirurgicale, et dont la bienveillance a laissé dans notre cœur un inaltérable souvenir.

Nous ne saurions oublier M. le Dr Testut, ex-prosecteur et professeur agrégé à Bordeaux, aujourd'hui professeur d'anatomie à la Faculté de Médecine de Lyon, qui nous a permis de bénéficier de ses recherches en mettant toujours à notre disposition son cabinet de travail pour rendre plus faciles nos études de dissection.

Dans le cours de notre scolarité, nous avons été l'objet d'une sollicitude particulière de la part de M. le professeur Pitres, notre éminent doyen, dont nous nous honorons, à si juste titre, d'avoir été l'élève assidue. Le souvenir de ses savantes leçons et l'intérêt professionnel qu'il nous a toujours manifesté nous font lui adresser l'humble hommage de notre meilleure gratitude.

Nous conservons de notre séjour à la Faculté de Bordeaux, et en particulier de nos relations avec les divers chefs de service de l'hôpital Saint-André, un si agréable souvenir que nous voudrions pouvoir faire de chacun d'eux l'éloge mérité;

mais, en présence des limites presque assignées à notre travail, ils nous excuseront si nous nous bornons à leur adresser ici tous nos remerciements.

Nous avons pu apprécier, tout particulièrement, les qualités éminentes de M. le professeur Demons dans le service du regretté M. le professeur Denucé, à qui il a succédé.

Le bon accueil qu'il nous a toujours fait, les indications si précises de son art et l'intérêt qu'il nous a constamment témoigné, nous l'ont fait choisir pour notre président de thèse. Nous le remercions bien sincèrement de la courtoisie avec laquelle il a accepté notre proposition et des observations qu'il a bien voulu nous donner par l'intermédiaire de M. le professeur agrégé Binaud, qui a également droit à notre affectueuse reconnaissance.

M. le professeur agrégé Villar ne s'est pas contenté de nous offrir le sujet de ce travail, il a voulu aussi nous prêter son concours et nous éclairer de ses conseils ; la sympathie confraternelle qu'il a toujours mise à nous être utile lui mérite nos plus sincères remerciements.

Si le sujet que nous nous proposons de développer n'est pas absolument nouveau et si de nombreuses publications ont été déjà faites sur la laparotomie exploratrice, il nous a semblé qu'il restait encore un point sur lequel on n'avait pas insisté et qu'il était bon d'éclaircir.

Les observations intéressantes que M. le professeur agrégé Villar a présentées au Congrès de Rome, en mai 1894, ont jeté un nouveau jour sur la question et ont amené l'auteur aux conclusions suivantes :

« La laparotomie exploratrice n'est pas une opération grave ; elle a donné, dans quelques cas, des résultats tellement étonnants et inespérés qu'on est autorisé à la pratiquer, à moins de contre-indications spéciales, d'une façon systématique. »

C'est de cette action importante qu'exerce souvent la laparotomie exploratrice, sur l'état général des malades, que nous allons tout particulièrement nous occuper, après avoir indiqué lés services qu'elle peut rendre dans les cas de diagnostic incertain.

Nous laisserons de côté toutes les affections aiguës de l'abdomen et la péritonite tuberculeuse.

Nous rappellerons simplement les avantages que l'on a retirés de cette opération dans les contusions et les plaies pénétrantes de l'abdomen, l'appendicite, l'occlusion intestinale, les ruptures de l'estomac, du foie, de la rate et de tous les organes contenus dans la cavité abdominale.

Ces questions, qui ont fait l'objet de plusieurs communications, ont été vivement discutées, en France, aux réunions de la Société de Chirurgie, en 1892 et 1893, et, en Angleterre, à la même époque, à la Société clinique de Londres.

En Amérique et en Allemagne, on obtenait également, dans cette période, des succès remarquables.

On peut consulter le *Bulletin de la Société de Chirurgie* de 1892, 1893, 1894; un article de M. Karczewski intitulé : « Étude sur les plaies pénétrantes de l'abdomen »; la thèse de Adler : *De la laparotomie exploratrice d'urgence dans les traumatismes abdominaux* (thèse de Paris, mai 1892); celle de Tianef : *Des perforations traumatiques de l'intestin sans solution de continuité des parois abdominales* (thèse de Montpellier, 1893).

La laparotomie exploratrice a été préconisée, dans les cas de péritonite aiguë grave, par M. le professeur Demons en 1889 [1], et une thèse a été faite sur ce sujet, en 1893, par M. Duffau-Lagarosse, alors que la thèse d'agrégation de M. Truc avait déjà paru, en 1886, sur le traitement chirurgical de la péritonite.

Nous connaissons tous aujourd'hui les succès qu'elle a donnés dans la péritonite tuberculeuse. Sans trop insister sur ce point, nous signalerons néanmoins les principaux travaux qui ont été publiés sur ce sujet, et nous citerons : la thèse de Maurange (Paris, 1889); l'article de Kœnig (*Centralblatt für*

---

[1] DEMONS, Congrès français de Chirurgie. Paris, 1889.

Chir., 1890); et les thèses de Pic (Lyon, 1890); d'Aldibert (Paris, 1892); de Lafont (Toulouse, 1892-1893); et de Baussenat (Lyon, 1893).

Nous allons donc nous occuper exclusivement, dans ce travail, des affections chroniques de l'abdomen. Nous le diviserons en cinq chapitres :

Le premier comprendra l'historique.

Dans le deuxième, nous donnerons les indications de la laparotomie exploratrice, en les divisant en deux parties : 1° cas douteux; 2° cas dans lesquels on peut espérer un résultat de la simple incision, qui comprennent les tumeurs, les adhérences, l'ascite, les névralgies abdominales et pelviennes. A la fin de ce même chapitre, nous avons dressé deux tableaux résumant nos observations; elles se trouvent placées à la suite de chaque article respectif énoncé ci-dessus.

Aux observations déjà publiées, nous avons pu en ajouter quatre inédites, dont trois sont dues à l'obligeance de M. le professeur agrégé Binaud, recueillies dans le service de M. le professeur Demons, et une à celle de M. le professeur agrégé Villar. Cette dernière, très curieuse, vient compléter les six qu'il nous a déjà fait connaître dans sa communication et que nous reproduirons dans le cours de ce travail.

Le troisième chapitre traitera de la gravité et des résultats de l'opération.

Dans le quatrième, il sera question des effets curateurs de la laparotamie exploratrice et de la discussion de son mode d'action.

Le cinquième comprendra le manuel opératoire.

Viendront ensuite les conclusions.

CONTRIBUTION A L'ÉTUDE

DE LA

LAPAROTOMIE EXPLORATRICE

CHAPITRE PREMIER

Historique.

Le diagnostic des affections abdominales était autrefois fort difficile à établir, car les moyens d'investigation dont pouvaient disposer nos devanciers étaient insuffisants dans la plupart des cas.

Les kystes et les tumeurs du foie ont été longtemps regardés comme au-dessus de toutes ressources chirurgicales. La difficulté de les reconnaître avec certitude, l'appréhension nuisible de produire un épanchement dans le péritoine, la crainte aussi de l'action de l'air sur les parois du foyer en faisaient rejeter l'ouverture artificielle. Les premières guérisons ont été obtenues au moyen de la ponction avec le troquart, ou bien avec la potasse caustique. Récamier utilisait les deux moyens simultanément, et arrivait ainsi à sauver quelques malades; mais ce procédé, tout en étant très douloureux, exposait à la péritonite générale et présentait de nombreux inconvénients.

Le même traitement s'appliquait aux tumeurs de la vésicule biliaire.

Pour éclairer le diagnostic de ces affections, on faisait la ponction exploratrice avec un très petit troquart ou une aiguille à cataracte ([1]).

[1] Velpeau, *Nouveaux Éléments de médecine opératoire*, 1832, t. II, p. 290.

Dans les kystes de l'ovaire et les tumeurs pelviennes, on employait le même moyen; mais la simple ponction, tout en soulageant les malades, ne pouvait nullement les débarrasser de leur kyste. Le Dran, Housson Garengeot, avaient déjà remarqué qu'elle n'en triomphait presque jamais, tandis qu'on les guérissait quelquefois en incisant largement le kyste.

En présence des difficultés de diagnostic, si souvent insurmontables, les chirurgiens avaient dû certainement avoir l'idée de faire une incision exploratrice pour se rendre un compte exact des lésions; mais l'ouverture du péritoine inspirait à tous de telles craintes, qu'il fallut longtemps pour décider, même les plus hardis, à mettre cette idée à exécution.

Cependant la chirurgie abdominale fit peu à peu des progrès; on commença à songer à l'extirpation des kystes de l'ovaire; et, grâce à l'antisepsie et à certaines précautions spéciales qui diminuaient la susceptibilité morbide du péritoine, les opérations intéressant l'abdomen devinrent de plus en plus fréquentes.

De la laparatomie faite pour un cas déterminé et dans un but curatif à celle entreprise pour éclairer un diagnostic douteux, il n'y avait qu'un pas; aussi, cette opération fût-elle pratiquée avec succès vers le milieu de ce siècle et proposée, comme nouveau moyen d'exploration, dans toutes les affections abdominales.

Lawson Tait, dans une conférence faite à Londres en 1891 (¹), nous apprend que c'est Robert Houstoun, de Glasgow, qui, en août 1701, eut pour la première fois l'idée de faire une incision exploratrice pour enlever une tumeur ovarienne.

Il fut conduit à cette opération par l'exigence même du cas. Pensant avoir affaire à une tumeur liquide de l'ovaire, il fit une incision d'environ deux centimètres et demi; mais, comme rien ne s'écoulait, il l'élargit de cinq centimètres; et, n'obtenant encore que la sortie d'une faible quantité de sérum jaunâtre, il se hasarda à agrandir l'ouverture de cinq centimètres

---

(¹) *The Lancet,* 7 février 1891.

de plus. Il fut fort effrayé, après avoir fait une si large incision, de ne trouver qu'une substance glutineuse remplissant cet orifice.

Ce chirurgien, malgré des difficultés opératoires excessives, débarrassa si bien sa malade de sa tumeur qu'elle vécut encore treize ans (1).

Dans ce cas, l'incision faite par Robert Houstoun fut, en effet, exploratrice, puisqu'elle éclaira et modifia le diagnostic. Elle devint curatrice en permettant l'extirpation du kyste que l'auteur n'aurait pas tentée sans cela.

La marche de toute idée nouvelle est si lente, qu'en 1861 un des chirurgiens les plus distingués de son temps ne craignait pas de dire que l'opération qui avait été faite avec succès par Robert Houstoun, cent soixante ans auparavant, était une opération qui devait exposer celui qui la pratiquait à une accusation criminelle pour homicide.

Il faut arriver à 1809 pour voir la chirurgie abdominale prendre son essor. C'est à cette époque qu'Ephraïm Mac-Dowell fit la seconde ovariotomie; la malade survécut trente-deux ans; aussi, fut-il honoré, par les médecins d'Amérique, du nom de père de l'ovariotomie. Il y a lieu de noter que, dans un cas, il ne put poursuivre une opération commencée par suite des adhérences qui unissaient, d'une façon intime, avec les organes voisins, la tumeur dont il se proposait l'ablation.

En 1822, Nathan Smith, de New-Haven, pratiqua cette opération avec succès; et, en 1823, Lizars fit son premier essai; mais, dans ce dernier cas, l'incision resta encore exploratrice puisque ce chirurgien pensait faire une ovariotomie et que, malheureusement, il avait fait une erreur de diagnostic : il n'y avait pas de tumeur.

Plusieurs autres chirurgiens furent également amenés à pratiquer, à leur insu, la laparotomie exploratrice. C'est ainsi que, d'après Kiwisch (2), Dieffenback, Dohlhoff, Hargraves,

---

(1) LAWSON TAIT, *Traité des maladies des ovaires*, 1886, p. 313.
(2) KIWISCH, *Klinische Vorträge über spec. Path. u. Therap. der Krankeilen des weiblichen Geschlechts*, 1857, p. 168.

Buhring et King, se trouvèrent en présence de difficultés sem_
blables. Les uns, après avoir pratiqué l'incision abdominale
dans l'espoir de faire bénéficier leurs malades d'une opération
radicale, durent suturer la plaie et abandonner leur dessein,
tandis que les autres, poussés à une opération par, un diagnostic erroné, se voyaient obligés d'y renoncer, l'état réel des
choses contre-indiquant toute intervention chirurgicale.

La laparatomie exploratrice avait donc été déjà employée
accidentellement par suite d'erreurs de diagnostic et à de rares
intervalles, pendant plus d'un siècle, lorsqu'en 1842 elle fut
recommandée et pratiquée de propos délibéré.

Ce fut Walne qui, le premier, proposa nettement cette opération, comme méthode d'exploration dans le cas de diagnostic
douteux.

Ce chirurgien, s'appuyant sur les avantages qui pouvaient
résulter de cette investigation, tout en tenant compte des dan-
gers auxquels les malades paraissaient être exposés, faisait une
incision peu étendue permettant seulement l'introduction d'un
ou deux doigts, afin d'éclairer le diagnostic et de se rendre
compte des difficultés opératoires, surtout de la présence des
adhérences, qui étaient alors considérées comme une contre-
indication presque absolue à l'opération.

La laparotomie exploratrice ne conquit pas vite la faveur des
chirurgiens; elle fut surtout très mal accueillie en France où
elle souleva, tout d'abord, des objections générales; mais elle
trouva cependant de nombreux partisans en Angleterre et en
Amérique.

Phillips, Atlee, Robert Lee, Bird, etc., la pratiquèrent vers
1844, et, ne s'en tenant pas à la petite incision de Walne, ils
conseillèrent une section plus grande de la paroi abdominale
permettant des investigations plus sûres et plus complètes,
considérant ce genre d'exploration comme peu dangereux.

Les chirurgiens américains la firent si bien entrer dans leur
pratique opératoire que Kœberlé (1) leur reproche d'en avoir

---

(1) Kœberlé, *Mémoires de l'Académie de Medecine*, 1863, t. XXVI, p. 321.

fait un emploi abusif, mais l'ensemble des succès obtenus ne contribua pas moins à affirmer son utilité et à généraliser son application.

Peaslee et Gaillard Thomas en ont exposé le mode opératoire et fait ressortir les contre-indications, tandis que Baker Brown et Spencer Wells l'ont successivement pratiquée et en ont mis à profit les avantages.

Ce dernier semblerait avoir fait pour la première fois la laparotomie, pour une péritonite tuberculeuse.

Sa patiente était une personne de vingt-deux ans chez laquelle le diagnostic était incertain; on hésitait entre une péritonite tuberculeuse et un kyste séreux de l'ovaire. A l'opération, on trouva du liquide libre dans la cavité de l'abdomen et de nombreuses granulations sur le péritoine. La malade guérit; vingt-cinq ans plus tard, elle était encore en bonne santé. Jamais l'épanchement intra-péritonéal ne se reproduisit ([1]).

Depuis Spencer Wells, on s'est aperçu que la simple ouverture de l'abdomen agissait favorablement sur certains processus morbides, et l'on a fait souvent des laparotomies dans les cas de péritonite tuberculeuse.

Les premiers succès obtenus dans le traitement chirurgical de cette affection ont été fort souvent dus à des erreurs de diagnostic.

Dans un article publié en 1884, Kœnig rapporte 4 cas opérés par lui; en 1887, Schwarz en donne 17; en 1888, Kümmel 40 et Trzebicki 54; en 1889, Morange, dans sa thèse, en ajoute 71. Lindfors, à la même époque, 109. En 1890, Kœnig, dans un nouveau travail lu au Congrès international de Berlin (Section de chirurgie), donne 141 cas (*Centralblatt für Chirurgie*, 1890), montrant les résultats les plus satisfaisants (82 ou 83 % d'améliorations et un quart de guérisons).

On put dès lors dire qu'un nouveau traitement était trouvé pour cette redoutable maladie.

([1]) Spencer Wells, *Mois médical,* avril 1891.

En Allemagne, on fut tout d'abord plus réservé sur la question de la laparotomie exploratrice ; et, Olshausen, dans sa statistique des chirurgiens allemands, 1880 (¹), ne cite que les praticiens ci-après qui aient fait cette opération : Dohrn, Hegard, Heine, Schröder, Winskel, Spiegelberg.

Le professeur Zweifel eut également l'occasion d'y avoir recours.

Le 26 octobre 1888, Von Mosetig Moorhof (²) présenta, à la Société impériale des médecins de Vienne, une curieuse observation que nous reproduisons plus loin *(Wiener medizinische Presse)* (V. Obs. LXIV).

Lawson Tait, en novembre 1888, a publié un article important sur quelques cas très intéressants qu'il a observés *(Edinburgh medical Journal)*.

William White, de Philadelphie, publia, dans les *Annals of Surgery* d'août et septembre 1891, un article intitulé : *The supposed curative effect of operation per se,* et s'arrêta longuement sur la laparotomie exploratrice.

Les chirurgiens français, tout aussi réservés que les allemands, n'usèrent de cette nouvelle méthode qu'avec beaucoup de modération.

M. Courty en a donné quelques indications. Ainsi, dans son *Traité pratique des maladies de l'utérus* (³), à propos du diagnostic des kystes de l'ovaire, il dit : « En définitive, après qu'on a cherché à donner au diagnostic le plus de probabilité possible, par tous les moyens ordinaires, notamment par la ponction, on peut tenter de convertir cette probabilité en certitude par une incision exploratrice ; car l'expérience montre que, faite avec précaution, cette incision n'augmente pas à un très haut degré les chances de mort de la malade. En supposant que ce dernier élément de diagnostic soit favorable à la décision de l'opération, celle-ci se trouve toute commencée et le chirurgien n'a plus qu'à la poursuivre. »

(¹) Pitha et Billroth, *Der Chirur. spec. Path. u. Therap.,* p. 225.
(²) Mosetig Moorhof, *Wiener medizinische Presse,* octobre 1888, n° 44.
(³) Courty, *Traité pratique des maladies de l'utérus,* 3ᵉ édit., 1881, p. 1280.

M. le professeur Verneuil (¹) pense qu'on peut avoir recours à ce moyen avec avantage, quoiqu'il le considère comme dangereux et ne devant être employé qu'avec une grande circonspection.

La statistique de Péan donne 4 cas d'incisions exploratrices. M. Terrier en a signalé quelques-uns dans ses statistiques de l'hôpital Bichat (²).

M. Duplay (³) en a donné un compte rendu suivi d'appréciations personnelles.

M. Terrillon, dans un article publié dans les *Annales de Gynécologie*, mai et juin 1885, et contenu dans son recueil de cliniques (⁴), a traité longuement la question de la laparotomie exploratrice, après avoir fait un nombre assez considérable d'incisions abdominales, et a démontré que certains diagnostics ne peuvent être établis que grâce à ce mode d'investigation. Il joint à l'appui trois exemples que nous signalerons dans le cours de ce travail.

M. Richelot (⁵) s'est aussi beaucoup occupé de cette question ; il en a plusieurs fois parlé à la Société de Chirurgie. Le 29 juillet 1891, il a cité d'abord 4 cas reproduits plus loin relatifs à des adhérences, d'origine inflammatoire, très notablement améliorées par la simple laparotomie exploratrice.

Son article, publié dans la *Gazette des Hôpitaux*, en 1891, page 970, est surtout intéressant. Il fait ressortir les avantages considérables que l'on peut retirer de cette opération et conclut ainsi : « Bénigne par elle-même, ne donnant guère de regrets quand elle est faite avec prudence et opportunité, la laparotomie exploratrice réserve souvent des surprises heureuses, soit qu'elle montre la possibilité d'une intervention sur laquelle on n'osait compter, soit qu'elle amène, dans des cas inopérables, des améliorations plus inespérées encore (⁶). »

(¹) Verneuil, *Semaine médicale*, 1883, p. 142.
(²) Terrier, *Bulletin de la Soc. de Chir.*, 4 février 1885, p. 73.
(³) Duplay, *Semaine médicale*, 10 juillet 1892.
(⁴) Terrillon, *Annales de Gynécologie*, mai et juin 1885.
(⁵) Richelot, *Bulletin de la Soc. de Chir.*, juillet 1891.
(⁶) Richelot, *Gazette des Hôpitaux*, 1891, p. 970.

Plus tard, le 23 mai 1894, ce même chirurgien a repris la discussion à propos d'un malade atteint d'un cancer de l'estomac et dont l'état fut très amélioré par la laparotomie exploratrice.

M. Jaboulay ([1]) a publié un travail dans le *Lyon médical*, n°1, 1894, où se trouve consignée une observation importante comprise dans la thèse de Lascoutx (V. Obs. LXVI).

M. Villar, professeur agrégé de notre Faculté, a fait une intéressante communication au Congrès de Rome en 1894, dans laquelle il rapporte six observations personnelles de laparotomie exploratrice et démontre l'utilité de cette intervention ([2]).

M. Greig Smith, de Bristol, a cité des faits, aussi curieux que concluants, à la Société royale de Médecine et de Chirurgie de Londres, dans la séance du 23 janvier 1894. Ces cas sont au nombre de trois, et ils ont trait à des tumeurs solides de l'abdomen, qui ont complètement disparu après une laparotomie purement exploratrice. Deux de ces trois observations sont également reproduites dans ce travail (V. Obs. XXXVI et L).

Nous citerons, en terminant cet historique, la thèse de Carilian ([3]) (Paris, 1885) et celle de Lascoutx ([4]) (Lyon, 1894), auxquelles nous avons emprunté quelques observations.

([1]) JABOULAY, *Lyon médical*, n° 1894.

([2]) VILLAR, *Archives provinciales de Chirurgie*, juillet 1894.

([3]) CARILIAN, *De l'incision exploratrice dans les tumeurs abdominales.* Thèse, Paris, 1885.

([4]) LASCOUTX, *De l'action curative et palliative de la laparotomie exploratrice.* Thèse, Lyon, 1894.

CHAPITRE II

Indications.

Pour ne pas sortir du cadre que nous nous sommes tracé au début de ce travail, nous ne parlerons pas ici des indications de la laparotomie exploratrice dans les cas d'affections aiguës de l'abdomen, telles que : plaies pénétrantes, contusions, péritonites aiguës; il ne sera pas non plus question des péritonites tuberculeuses.

Nous diviserons ce chapitre en deux parties distinctes :

1º Les cas de laparotomie purement exploratrice, c'est-à-dire faite pour éclairer un diagnostic douteux;

2º Les cas dans lesquels on peut espérer un résultat de la simple incision.

§ 1er. — Diagnostics douteux.

On peut considérer, en général, toute laparotomie exploratrice comme n'étant que la première phase d'une opération plus complète.

« Aussi, dit Terrillon dans une de ses leçons cliniques [1], même quand on pratique une incision qui ne doit être, dans l'esprit du chirurgien, que purement exploratrice, il est toujours prudent de se tenir préparé à continuer une opération si on la juge favorable. »

Il n'est guère de chirurgien, pour aussi habile qu'il soit, qui n'ait plus d'une fois ouvert le ventre sans avoir un diagnostic parfait et absolument irréprochable.

Aussi, le principal but de la laparotomie exploratrice est de

[1] TERRILLON, *Leçons cliniques,* 1889.

faire disparaître les doutes qui peuvent encore exister dans un cas d'affection abdominale, alors que les autres moyens d'exploration n'ont pas permis d'établir le diagnostic.

Cette opération permet de se rendre exactement compte de l'état des organes et de différencier les tumeurs qui peuvent siéger sur les organes voisins.

Certains auteurs considèrent l'incision exploratrice comme étant moins dangereuse que la ponction.

M. Terrillon est de leur avis sur l'utilité beaucoup plus grande de l'incision, au point de vue de la précision du diagnostic, mais ne partage pas leur opinion sur son innocuité et ses avantages sur la ponction.

La première affirmation est admise par Palmer, qui s'exprime ainsi :

« Elle peut, vu son peu de danger, supplanter, plus fréquemment qu'on ne l'a fait jusqu'ici, quelques autres méthodes d'exploration, la ponction surtout. »

Engelmann déclare qu'elle est moins dangereuse que la ponction dans les cas de kystes multiloculaires gélatineux.

Lawson Tait [1] et M. Julhiet [2] lui donnent également la préférence dans les kystes dermoïdes de l'ovaire, à cause des inconvénients sérieux que présente ce mode d'exploration.

Pozzi [3] ajoute même que, dans le traitement des kystes ovariens, l'usage de la ponction constitue une fort mauvaise pratique toutes les fois qu'on peut recourir à l'extirpation.

Baker-Brown affirme qu'elle est peu grave, et Gaillard Thomas dit que c'est une opération ordinairement inoffensive, à moins qu'on ne se livre à des manipulations trop étendues. Il s'exprime de la façon suivante : « Quand il existe un doute sur le diagnostic d'un néoplasme abdominal donnant lieu à des troubles sérieux, ou sur un état morbide indéterminé de la cavité abdominale menaçant l'existence, donnez au malade la chance d'une incision exploratrice. »

[1] Lawson Tait, *loc. cit.*, p. 264.
[2] Julhiet, *Considérations sur les kystes dermoïdes de l'ovaire*. Thèse de Lyon, 1895.
[3] Pozzi, *Traité de Gynécologie clinique et opératoire*, 1892, p. 770.

Spencer Wells considère l'incision exploratrice comme indispensable pour reconnaître exactement les rapports anatomiques d'une tumeur, attendu qu'elle permet d'opérer des cas désespérés et de contre-indiquer une opération qu'on pourrait croire possible.

Olshausen se montre très prudent à l'égard de l'incision exploratrice; il admet qu'elle doit rendre des services dans les cas de diagnostic douteux, mais qu'elle ne doit être pratiquée que lorsque le malade est en danger.

Walter Rigden House-Physician, dans un rapport fait, en 1871, sur les opérations pratiquées pendant l'année à l'hôpital des femmes (¹), parle des incisions exploratrices et dit que lorsqu'une malade se présente, avec une tumeur abdominale de nature inconnue, que son état ne peut que s'aggraver et que la mort paraît certaine, on doit prévenir la malade du danger qui la menace, et que, si elle consent à courir le risque d'une intervention, il y a lieu de pratiquer l'incision exploratrice, dans le but d'enlever la tumeur, si c'est possible.

Cet auteur cite cinq cas d'incisions abdominales exploratrices, dont quatre sont rapportées dans nos observations (V. Obs. I, II, III, IV).

Lawson Tait est aussi d'avis que la laparotomie exploratrice doit être souvent préférée à la ponction. Dans son *Traité des maladies des ovaires*, 1886 (²), il déclare même que cette dernière ne guérit jamais une tumeur et qu'elle ne fait que déterminer des complications.

Il croit fermement que si les tumeurs ovariennes et parovariennes n'étaient jamais ponctionnées, mais étaient enlevées au début de leur développement, on n'aurait qu'une mortalité accidentelle par l'opération de l'ovariotomie. Aussi, la ponction n'est-elle devenue, dit-il, dans sa pratique, qu'un palliatif pour les tumeurs qu'il ne peut enlever.

Quel que soit le cas, et pour aussi grave qu'il paraisse, ce

(¹) Rapport médical et chirurgical des hôpitaux de la Grande-Bretagne. *The Lancet,* 1871.
(²) Lawson Tait, *loc. cit.,* p. 327.

chirurgien ne refuse jamais à une malade les chances d'une incision exploratrice. Il dit (1) : « Si avancé que soit un cas, je ne refuse jamais de l'opérer; car j'en ai vu sur lesquels on ne pouvait guère fonder d'espérances, guérir facilement. Même lorsqu'il y a de fortes raisons de croire que la tumeur peut être compliquée de malignité, je fais une incision exploratrice afin de m'en assurer. En agissant ainsi, ma proportion d'incisions exploratrices augmente; car, tandis qu'autrefois je ne faisais une incision exploratrice que lorsque je pensais que la tumeur pourrait être enlevée et lorsque je me trompais, je fais souvent aujourd'hui une ouverture lorsque je crois que la tumeur ne peut être enlevée; et ici encore, à ma grande joie, je me trouve parfois faire erreur. Une ouverture exploratrice ne cause jamais de dommage, et très souvent elle rend grand service, même lorsque la tumeur ne peut être enlevée; en effet, j'ai vu à plusieurs reprises des cas où, après l'opération, le liquide ascitique ne se reproduisit pas, alors qu'auparavant il était très abondant; enfin, on voit quelquefois une incision exploratrice arrêter la marche de tumeurs qu'on ne peut enlever pendant un temps considérable. Je soigne en ce moment une femme atteinte d'un volumineux myxome du cœcum, chez laquelle une incision exploratrice a complètement fait disparaître, pendant près de deux ans, des symptômes inquiétants. Il m'arrive donc parfois, aujourd'hui, de commencer par une incision exploratrice et de terminer par l'ovariotomie, tandis qu'autrefois j'avais l'intention de faire tout d'abord une ovariotomie, et je finissais en ne pratiquant qu'une incision exploratrice.

» Il n'y a qu'un danger pour le débutant, c'est de ne pas savoir quand il faut s'arrêter à l'exploration seule; il faudra donc qu'il l'apprenne. Tenter l'enlèvement d'une tumeur et ne pas pouvoir l'achever est la plus grave des choses; aussi, la liste des opérations incomplètes devra-t-elle toujours être courte. »

(1) Lawson Tait, *loc. cit.*, p. 328.

Reprenant la question en 1891, dans une conférence faite à Londres [1], Lawson Tait se fait le défenseur ardent de la laparotomie exploratrice; il démontre son utilité et rapporte trois observations, reproduites plus loin, bien capables, en effet, de prouver les avantages de cette opération (V. Obs. V, VI, VII).

La laparotomie exploratrice rend des services dans les cas douteux d'affections de l'estomac.

Nous verrons plus loin l'heureuse influence de cette opération sur le cancer de cet organe.

Quand le diagnostic est douteux, ce qui arrive encore assez fréquemment, l'intervention est tout indiquée.

M. Richelot [2], dans un article intitulé : « Pseudo-cancers de l'estomac, » cite un cas de cancer de cet organe, pris pour un cancer de l'œsophage, chez qui la laparotomie, entreprise pour pratiquer une gastrotomie, dut rester exploratrice; or, elle produisit une sédation temporaire, mais remarquable, des symptômes.

Dans un autre cas, il s'agit d'une hystérique chez qui on diagnostiqua un cancer de l'estomac : mis à nu, l'organe fut trouvé parfaitement sain et tous les accidents cessèrent après l'opération.

M. Terrier [3] a présenté à la Société de Chirurgie, le 16 mai 1894, une observation dans laquelle la laparotomie exploratrice fut faite pour établir le diagnostic de gastrite chronique ou de cancer, et où il ne trouva que des lésions inflammatoires. Ce fait prouve qu'il peut être difficile de différencier le cancer de certaines péri-gastrites adhésives, et que la laparotomie exploratrice donne encore, dans ces circonstances, de bons résultats.

M. Montaz [4], de Grenoble, rapporte, au Congrès de Lyon, 1894, que, en faisant la laparotomie pour des affections de l'estomac, il a dû, onze fois, s'en tenir à l'inspection des

[1] Lawson Tait, *The Lancet,* 7 février 1891.
[2] Richelot, Société de Chir., mai 1894.
[3] Terrier, Société de Chir., mai 1894.
[4] Montaz, Congrès de Chirurgie, Lyon, octobre 1894.

organes. Tous les malades se sont remis de l'opération et ont été guéris sous le premier pansement. Ils avaient du cancer hépatique ou péritonéal.

M. Debove [1] a communiqué à la Société médicale des Hôpitaux, le 13 juillet 1882, une observation fort curieuse montrant la difficulté de diagnostic d'un cancer de l'estomac, les services que peut rendre la laparotomie exploratrice et les excès auxquels elle peut quelquefois conduire (V. Obs. XXIX).

L'observation de M. Reclus [2] (Obs. XXXI) n'est pas moins intéressante. Elle nous prouve également combien il est difficile, même aux plus habiles chirurgiens, d'établir un diagnostic sûr en présence de certaines affections abdominales et les avantages réels que l'on peut retirer de l'opération qui nous occupe.

M. Tuffier [3], à la Société de Chirurgie (mai 1891), en présentant trois observations de kystes du mésentère opérés avec succès, conseille de ne pas faire, dans ces cas, de ponction exploratrice, à cause de l'intestin qui se trouve en avant de la tumeur, et, en général, d'éviter ce mode d'exploration dans les tumeurs de la partie supérieure de l'abdomen. Il donne la préférence à la laparotomie exploratrice qui, tout en éclairant mieux le diagnostic, permet de guérir le malade.

M. Richelot, dans un article publié par l'*Union médicale* du 28 avril 1889, sur le traitement des kystes hydatiques du foie, a fait paraître deux observations dans lesquelles le diagnostic n'avait pu être fait d'une façon certaine.

Chez les deux malades, l'auteur avait cru à une ectopie ou à une tumeur du rein; la laparotomie exploratrice montra qu'il s'agissait d'un kyste hydatique du foie.

M. Richelot pense que, dans ces cas douteux et dans presque tous les cas de kystes hydatiques du foie, la laparotomie doit être préférée à la ponction exploratrice; car cette dernière est souvent insuffisante pour établir le diagnostic, tandis que la

[1] DEBOVE, Société méd. des Hôpitaux, 13 juillet 1882.
[2] RECLUS, Société de Chir., Paris, novembre 1892.
[3] TUFFIER, Société de Chir., Paris, mai 1891.

première permet de le compléter et de déterminer l'opération à faire, en même temps qu'elle en constitue le premier acte.

M. Laveran a également communiqué une observation à la Société médicale des Hôpitaux, en décembre 1892, pour démontrer la difficulté de diagnostic dans les affections des voies biliaires et la nécessité de pratiquer, dans ces cas, la laparotomie exploratrice.

Quelques chirurgiens : Lilois (1838), Leudet (1853), Péan (1867), Marcano (1874), Torton et Spencer Wells et M. Terrier (Société de Chir., 26 octobre 1892) ont signalé l'existence de kystes séro-sanguins de la rate. Ces cas sont rares, et le diagnostic en est difficile. Aussi, M. Terrier conseille-t-il de faire une laparotomie exploratrice dans les cas douteux de tumeurs de la rate, au lieu de pratiquer une ponction qui est plus nuisible qu'utile dans les kystes séro-sanguins de cet organe.

M. Terrier a communiqué au Congrès français de Chirurgie de 1892 une observation qui a été publiée dans le *Progrès médical* (18 août 1888, n° 33, p. 121), dans laquelle on crut à un rein mobile. La laparotomie conduisit sur un lobe flottant du foie et fit découvrir dans la vésicule un gros calcul dont on ne soupçonnait pas l'existence.

La malade guérit parfaitement.

M. Schwartz a fait part à la Société de Chirurgie, en mai 1892, d'une observation qui démontre aussi l'utilité de la laparotomie exploratrice pour éclairer le diagnostic des tumeurs abdominales (V. Obs. VIII).

M. Monod a présenté, à la même séance, une malade intéressante au point de vue du diagnostic entre un kyste de l'ovaire et une ascite, et chez qui il a fait deux fois la laparotomie exploratrice (Société de Chir., 1892) (V. Obs. IX).

M. Routier a ouvert le ventre à une femme et a trouvé un kyste de l'ovaire inopérable, alors que, quinze ans auparavant, Spencer Wells et Courty avaient diagnostiqué un fibrome inopérable. Quinze mois avant l'opération, un médecin de province avait retiré par la ponction vingt-cinq litres de liquide.

M. Senn a fait une laparotomie exploratrice chez deux malades qui présentaient des symptômes de dilatation de l'estomac, faisant penser à un rétrécissement du pylore; à l'ouverture de l'abdomen, il ne trouva aucun rétrécissement du pylore, mais chez l'un un calcul de la vésicule et chez l'autre un calcul de la partie inférieure de l'intestin grêle. Ces calculs enlevés, les malades guérirent.

M. Hulke a cité un cas de kyste du pancréas pris pour un kyste de l'ovaire et que la laparotomie seule a fait découvrir (Société clin. de Londres, nov. 1892) (V. Obs. X).

M. Sharkey a rapporté également que M. Clutton a opéré un cas analogue en 1892. Une tumeur située dans le côté gauche paraissait de nature peu déterminée. L'ouverture de l'abdomen en montra le siège derrière le grand épiploon, en connexion avec le pancréas et la rate (Soc. clin. de Londres, novembre 1892) (V. Obs. XI).

M. Brokaw a dit que les lésions abdominales et pelviennes sont très difficiles à diagnostiquer. Ainsi, dans un cas, il a diagnostiqué une pyosalpingite et il a trouvé une grossesse extra-utérine; une autre fois, il a fait l'erreur inverse : il a diagnostiqué des lésions ovariennes et il a trouvé des lésions des trompes, et *vice versa*.

Il est donc souvent très utile de faire des laparotomies exploratrices (Assoc. de Chir. et de Gynécol. du Sud, Louisville, novembre 1892).

M. Le Dentu a présenté à la Société de Chirurgie (8 février 1893) quatre observations dans lesquelles il existait un faux ballottement rénal obscurcissant le diagnostic et faisant penser à une tumeur du rein, alors que la laparotomie a démontré l'existence de lésions des voies biliaires.

Dans un de ces cas, la laparotomie est restée exploratrice et la malade a guéri (V. Obs. XII).

M. Müller (Aix-la-Chapelle) a rapporté au Congrès de la Société allemande de Chirurgie, tenu à Berlin en avril 1893, l'observation d'une tumeur kystique du foie, prise pour un kyste de l'ovaire, qu'il a opérée avec succès en 1891.

M. Cazin a présenté également à la Société anatomique, avril 1893, une tumeur kystique volumineuse du grand épiploon prise pour un kyste du pancréas.

M. Richelot a rapporté, à la séance de l'Académie de Médecine du 13 juin 1893, l'observation d'une femme chez qui on avait diagnostiqué un fibrome utérin. La laparotomie exploratrice fit découvrir une rate hypertrophiée, tombée dans le petit bassin, et la splénectomie fut faite avec succès. Cette observation présente de l'intérêt à cause du siège anormal de la rate et des difficultés qu'offrait le diagnostic (V. Obs. XIII.)

M. Müller a présenté à la Réunion des médecins et naturalistes allemands, tenue à Nuremberg en septembre 1893, un fibrome du mésentère quatre fois gros comme le poing, enlevé par la laparotomie, et qui avait été pris pour une tumeur de l'ovaire. Au cours de l'opération, on s'aperçut nettement qu'il s'agissait d'une masse rétro-péritonéale tellement adhérente au jéjúnum qu'on dut réséquer vingt-cinq centimètres d'intestin. Le résultat fut excellent.

On ne trouve, jusqu'à ce moment, qu'un cas semblable de rapporté.

M. Rotter a cité une observation (Société de Méd. berlinoise, février 1894) de tumeur abdominale à diagnostic douteux dans laquelle la laparotomie exploratrice lui a montré l'existence d'un cancer inopérable du coude droit du côlon; le côlon ascendant fut anastomosé avec le côlon transverse.

Le malade guérit.

M. Mac Nutt a fait quatre laparotomies pour péritonite tuberculeuse primitive. Dans ces quatre cas, aucun signe de tuberculose n'existait sur les autres organes; le péritoine était épaissi, couvert de milliers de tubercules; il y avait de l'ascite; on pouvait penser, dit l'auteur, d'après l'apparence du ventre, plutôt à un kyste qu'à une ascite. La laparotomie exploratrice pouvait seule éclairer le diagnostic.

Dans tous ces cas, la guérison a été permanente (Assoc. médic. améric., réunion à San-Francisco, juin 1894).

M. Lathuraz a présenté à la Société des Sciences médicales

de Lyon, le 26 mars 1895, une tumeur mésentérique du poids
de 20 kilogrammes, prise pour un kyste de l'ovaire et enlevée
par M. le professeur Laroyenne, de Lyon (V. Obs. XIV).

OBSERVATION I.

Par Walter Rigden. (Rapport chirurgical des hôpitaux de la Grande-Bretagne,
The Lancet, 1871.)

Ascite dont la nature n'a jamais pu être déterminée — Laparotomie
exploratrice — Reproduction de l'ascite.

Femme de vingt-trois ans, mariée depuis quatre ans, sans enfants.
Malade en 1870, se plaignant de dysménorrhée et d'augmentation du
ventre pendant un an et demi.

Santé générale très bonne.

Examinée en 1871 : abdomen plus volumineux à gauche qu'à droite.
Bruit sourd à la percussion à gauche, sans arriver à la ligne médiane,
en avant; et, en haut, jusqu'au niveau des fausses côtes; résonance
partout ailleurs; utérus de volume normal et sans déplacement.

Tous les chirurgiens qui virent cette malade furent unanimes à
diagnostiquer une affection ovarienne.

Elle fut admise à l'hôpital six mois plus tard; l'abdomen était alors
plus gros, souple, mobile, excepté dans les deux flancs.

Un diagnostic sûr restait fort difficile à faire.

On pratiqua une incision exploratrice, et le liquide fut évacué.

La malade se remit très bien et quitta l'hôpital dix-neuf jours après
l'opération.

L'ascite se reproduisit sans altérer sa santé.

OBSERVATION II.

Par Walter Rigden. (Rapport chirurgical des hôpitaux de la Grande-Bretagne,
The Lancet, 1871.)

Tumeur abdominale simulée —
Adhérences intestinales — Laparotomie exploratrice —
Mort vingt-cinq jours après l'opération.

Femme âgée de trente-quatre ans, mariée deux fois, ayant eu quatre
enfants.

Depuis huit mois, elle se plaignait que son ventre n'avait pas dégonflé
depuis sa dernière grossesse; qu'il avait, au contraire, beaucoup augmenté les deux ou trois dernières semaines; qu'elle ressentait souven

de très vives douleurs dans le milieu de l'abdomen, et qu'elle s'éva-
nouissait parfois.

Sa santé était auparavant excellente.

Quand elle fut admise, l'abdomen mesurait quarante-un pouces et
demi de circonférence, passant à égale distance de l'ombilic et du pubis.

Le ventre était, à ce niveau, proéminent, flasque; la peau souple,
brillante, mobile dans toutes les directions, excepté sur les flancs où il
existait un son tympanique, quelle que fût la position de la malade. La
fluctuation était perçue dans les culs-de-sac vaginaux et surtout dans le
postérieur. La malade était très faible, la température et le pouls très
élevés.

Une incision exploratrice fut faite. Les anses intestinales étaient
adhérentes et on ne trouva aucune tumeur.

La malade mourut vingt-cinq jours après l'opération, à peine plus tôt
que si on l'avait laissée mourir sans intervention.

OBSERVATIONS III et IV.

Par WALTER RIGDEN. (Rapport chirurgical des hôpitaux de la Grande-Bretagne,
The Lancet, 1871.)

Tumeurs ovariennes inopérables — Laparotomie exploratrice.

I. Dans le premier cas, la ponction avait été faite quatre fois; le
liquide s'était toujours reproduit.

En pratiquant la laparotomie, on trouva des adhérences solides à la
paroi abdominale qui furent détachées avec le doigt, en faisant le tour de
la plaie.

En poussant un peu plus loin l'exploration, on sentit une tumeur
solidement fixée dans le bassin et qu'on considéra comme inopérable.
On referma l'abdomen.

La malade mourut treize jours après l'opération.

L'autopsie démontra que la tumeur n'était pas adhérente, qu'elle était
simplement enclavée dans le pelvis, d'où elle aurait pu être enlevée.

II. Dans le deuxième cas, l'opération ne put être menée à bonne fin.
A l'ouverture du péritoine, il se présenta une grosse masse colloïde qui
remplissait tout l'abdomen. Elle était très vasculaire et adhérente aux
parois abdominales, atteintes elles-mêmes par la maladie.

La malade mourut trente heures après l'opération, et l'on trouva des
tumeurs colloïdes à pédicules minces dans les deux ovaires.

La substance des tumeurs était très friable; il n'y avait pas d'adhérences solides comme ailleurs, surtout dans la région splénique.

OBSERVATION V.

Par LAWSON TAIT. (*The Lancet*, 7 février 1891.)

Tumeur abdominale de nature douteuse — Laparotomie exploratrice
Ovariotomie — Guérison.

En novembre 1890, le Dr Boulton (de Horncastle) m'envoya une femme de vingt-huit ans, mariée depuis quatre ans environ et qui avait eu deux grossesses.

Lors de son premier travail, le Dr Boulton découvrit une tumeur qui occupait toute la région pelvienne et empêchait l'accouchement.

Il fit la version pour extraire l'enfant, qui mourut.

Le Dr Mattheus Duncan fut consulté et se montra très affirmatif dans son diagnostic : la malade avait une tumeur de la matrice qui ne permettait de tenter aucune opération; mais il pensait qu'elle pourrait peut-être avoir un enfant vivant en la faisant accoucher prématurément.

Dans une deuxième grossesse, on suivit, en effet, cette ligne de conduite ; mais l'enfant ne vécut que quelques heures.

Peu satisfait du conseil donné par Mattheus Duncan et de l'expérience faite, qui avait amené un si médiocre résultat, le Dr Boulton m'adressa la malade, et je reconnus immédiatement que j'avais affaire à une tumeur kystique de l'ovaire, fixée en arrière de l'utérus. Je pensai que c'était un kyste dermoïde à court pédicule, certain dans tous les cas que cette tumeur pouvait être enlevée, en admettant même que mon diagnostic ne fût pas absolument vrai.

Je conseillai une incision exploratrice, prévenant la malade que, dans le cas où mon diagnostic ne serait pas exact et où je ne pourrais pas extraire la tumeur seule, j'enlèverais l'utérus et les annexes, s'il y avait lieu, afin de la débarrasser de son affection et d'empêcher une nouvelle grossesse.

A l'ouverture de l'abdomen, je trouvai un kyste dermoïde de l'ovaire droit que j'enlevai facilement. Le résultat fut excellent.

L'autre ovaire était absolument sain et la malade est aujourd'hui aussi bien que si elle n'avait jamais été atteinte.

Il résulte de ce fait que, dans tout diagnostic douteux, une incision exploratrice doit être faite, car elle démontre la nature de l'affection et la possibilité d'une opération radicale.

Dans le cas où cette opération ne serait pas possible, la malade ne courrait jamais que le risque d'une intervention qui est, on le sait, des plus inoffensives.

Dans cette circonstance, l'accouchement prématuré était plus dangereux — pour la mère et pour l'enfant — que l'enlèvement de la tumeur.

OBSERVATION VI.

Par LAWSON TAIT. (*The Lancet*, 7 février 1891.)

Tumeur abdominale à diagnostic incertain — Laparotomie
exploratrice — Ovariotomie — Guérison.

Demoiselle de trente-cinq ans, présentant une tumeur solide énorme qui occupait tout l'abdomen, repoussait en haut le diaphragme, et fixait en bas l'utérus devenu absolument immobile.

Cette tumeur fut découverte en 1884; elle était alors très petite. D'après l'avis de son docteur, la malade alla consulter Spencer Wells, qui la regarda comme inopérable à cause de la fixité de l'utérus.

La tumeur grossit peu à peu et atteignit un volume énorme. Lorsque je l'examinai, en octobre 1890, elle occasionnait à cette pauvre femme des souffrances intolérables.

Je fis alors le diagnostic de tumeur solide et bénigne de l'abdomen.

Je proposai donc l'opération. Je fis une incision de onze pouces, qui me permit d'enlever facilement cette tumeur solide de l'ovaire, car elle ne présentait pas la moindre adhérence et avait un pédicule très petit, de trois pouces de long.

La malade se remit très vite et la cicatrisation se fit rapidement.

Ce qui précède démontre que le diagnostic des tumeurs abdominales ou pelviennes est souvent très difficile à faire et qu'on ne doit pas, dans des cas semblables, refuser à la malade les chances d'une incision exploratrice.

OBSERVATION VII.

Par LAWSON TAIT. (*The Lancet*, 7 février 1891.)

Tumeur cancéreuse du péritoine prise pour un kyste de l'ovaire —
Laparotomie exploratrice — Mort deux mois après.

Malade de cinquante-trois ans, envoyée de Londres à Lawson Tait pour une grosse tumeur abdominale, diagnostiquée tumeur bénigne de l'ovaire devant être enlevée.

Le diagnostic de ce chirurgien fut : grosse tumeur cancéreuse du péritoine.

Comme on semblait douter de la véracité de son opinion, Lawson Tait proposa à la famille une incision confirmatrice permettant, seule, de démontrer la nature de l'affection, sans faire courir de risque à la patiente.

Cette proposition ayant été acceptée, il fit la laparotomie exploratrice; et son diagnostic fut en effet confirmé.

La malade guérit de l'opération, et mourut deux mois plus tard des suites de sa maladie.

OBSERVATION VIII.

Par M. SCHWARTZ. (Société de Chir., mai 1892.)

Kyste hydatique pédiculé du foie pris pour une tumeur de la paroi abdominale — Laparotomie — Guérison.

J'ai observé, chez une femme de vingt-quatre ans, un kyste hydatique pédiculé du foie qui a simulé une tumeur de la paroi abdominale.

Cette tumeur avait été reconnue deux mois auparavant; depuis, n'avait pas grossi, était restée indolente.

Oblongue, formant voussure à droite, elle se dessinait contre le bord externe du grand droit, allant de l'hypocondre au flanc.

Indépendante du bassin, elle était manifestement fixée par la contraction de la paroi abdominale et, cela étant, je diagnostiquai un fibrosarcome pariétal avec foyer kystique.

Il y avait, d'autre part, une zone de sonorité très nette entre la tumeur et le foie.

Or, l'incision me conduisit dans la cavité abdominale, et je tombai sur un kyste hydatique à parois épaisses, relié au foie par un pédicule gros comme le petit doigt, qui fut sectionné après double ligature à la soie.

La guérison fut rapide.

OBSERVATION IX.

Par M. MONOD. (Société de Chir., mai 1892.)

Erreur de diagnostic entre un kyste de l'ovaire et une ascite — Double laparotomie exploratrice — Guérison.

Malade qui, ayant subi l'extirpation totale de l'utérus par le vagin pour un cancer de cet organe, vit son ventre augmenter de volume très rapidement.

M. Monod pensa à une récidive intra-abdominale du cancer avec collection ascitique dans l'abdomen.

Pour s'assurer de l'exactitude de ce diagnostic, et pour voir s'il n'y avait rien à faire, M. Monod fit la laparotomie exploratrice et tomba sur des productions sessiles du petit bassin impossibles à enlever. Guérison.

Mais bientôt l'ascite se reproduisit. Ponctions répétées.

M. Terrier, consulté, posa le diagnostic de kyste de l'ovaire. Devant ce diagnostic, M. Monod, malgré sa première opération restée infructueuse, croit devoir faire une seconde laparotomie.

Il retrouve une grosse tumeur en chou-fleur, adhérente à la paroi abdominale. Il est prêt à refermer le ventre, lorsqu'il découvre qu'il a affaire à un kyste de l'ovaire simple; ce kyste, qui n'a pas de pédicule, est enlevé assez difficilement.

D'après M. Monod, l'erreur de diagnostic s'explique par l'adhérence du kyste à la paroi, l'existence de végétations nombreuses à sa surface, etc.

L'erreur de M. Monod, dit M. Terrier, est parfaitement explicable, même au cours d'une laparotomie; tous les chirurgiens se sont trompés dans ces cas.

OBSERVATION X.

Par M. HULKE. (Société clin. de Londres, novembre 1892, Mercredi médical,
décembre 1892, p. 591.)

Kyste pancréatique pris pour une tumeur ovarienne —
Laparotomie.

Dame de quarante-sept ans, qui présentait depuis son enfance une tumeur abdominale. En décembre 1878, cette tumeur remplissait la région centrale de l'abdomen, depuis le cartilage xiphoïde jusqu'au pubis. On ne put trouver de fluctuation. Dans ces derniers temps, la malade eut des crises douloureuses très sérieuses avec vomissements et constipation. On inclina vers l'idée d'une tumeur ovarienne et l'on fit une laparotomie. On trouva une tumeur rétro-péritonéale adhérente au pancréas. On ne put énucléer cette tumeur. On ponctionna, et l'on retira un liquide brun, filant; on fixa les ouvertures de la tumeur aux lèvres de la plaie abdominale. La malade mourut du shock au bout de quelques heures.

On ne put faire l'autopsie; mais l'opération avait pleinement démontré que ce kyste était d'origine pancréatique.

OBSERVATION XI.

Par M. CLUTTON. (Présentée par M. Sharkey, Soc. clin. de Londres, novembre 1892,
Mercredi médical, 1892, n° 49, p. 591.)

Tumeur abdominale — Diagnostic douteux — Laparotomie
exploratrice — Guérison.

Femme de trente-cinq ans qui avait, depuis seize à vingt ans, une tumeur dans le côté gauche. Il y a deux ans, on en retira, par la ponction, un liquide albumineux; peu de temps après la tumeur disparut presque complètement; mais elle reparut au bout de trois semaines et occasionna des douleurs. On ouvrit alors l'abdomen et on trouva cette tumeur derrière le grand épiploon, en connexion avec le pancréas et la rate. On put l'énucléer.

La malade guérit.

OBSERVATION XII.

Par M. BARKER. (Société clin. de Londres, février 1893.)

Hématocèle rétro-utérine prise pour une appendicite — Laparotomie exploratrice — Guérison.

J'ai vu, chez une fille de onze ans, une hématocèle utérine sous-péritonéale, simulant une appendicite aiguë.

J'avais fait une incision à droite, au niveau du cœcum; mais je trouvai ce dernier parfaitement normal ainsi que son appendice. Je vis alors que la trompe droite était tordue et gonflée; il y avait, à ce niveau, . du sang épanché sous le péritoine; je pus constater que ce sang formait une volumineuse hématocèle rétro-utérine.

La tumeur remplissait presque complètement le bassin; on ne pouvait évidemment songer à l'enlever; je refermai l'abdomen et l'enfant guérit.

OBSERVATION XIII.

Par M. RICHELOT. (Académie de Médecine, juin 1893.)

Hypertrophie de la rate prise pour un fibrome utérin — Laparotomie exploratrice — Splénectomie — Guérison.

Femme de vingt-sept ans, impotente depuis trois ans, en conséquence d'une tumeur abdominale douloureuse, compliquée d'accidents de pelvi-péritonite.

La tumeur était hypogastrique, médiane, régulière, et on la trouvait dans le cul-de-sac de Douglas, où elle refoulait en avant l'utérus jusqu'à un certain point indépendant d'elle dans ses mouvements.

Ni leucorrhée ni métrorragies.

Le diagnostic fut, dès lors, fibrome utérin pédiculisé avec ovarosalpingite.

Or, la laparotomie conduisit sur la rate hypertrophiée et tombée, dans le petit bassin, avec la queue du pancréas et l'appendice iléo-cœcal adhérent.

Adhérences pelviennes généralisées, mais molles.

L'opération fut menée à bien sans encombre et la guérison fut rapide.

Observation XIV.

Par M. Laroyenne. (Société des Sciences méd. de Lyon, mars 1895.)

Tumeur du mésentère prise pour un kyste de l'ovaire — Laparotomie
Guérison.

Femme de quarante-deux ans, malade depuis trois ans.

La tuméfaction du ventre produisit des troubles très accentués, et un chirurgien fit une laparotomie qui resta exploratrice. (L'observation ne dit pas si la malade fut soulagée, mais c'est probable.)

Cette femme entra à la Charité, huit mois après, avec un état alarmant : dyspnée, œdème, sans albumine.

Le ventre avait deux mètres de circonférence et était mat partout. Il n'y avait pas sensation de flot.

M. Laroyenne fit le diagnostic de kyste de l'ovaire avec adhérences et se décida à faire l'opération.

Après l'ouverture de l'abdomen, il tomba sur des anses intestinales agglutinées au-devant de la tumeur et méconnaissables. L'une d'elles fut même sectionnée.

La tumeur se décolla facilement; il n'y avait que des adhérences lâches et pas vasculaires, sauf au niveau du rein gauche et de la fosse iliaque correspondante.

L'opération fut assez rapide, ne dura que trente-cinq minutes, et l'extraction de la tumeur elle-même pas plus de six minutes.

L'opérée était bien au moment où la communication a été faite.

On pense que cette tumeur est un fibrome du mésentère.

Observation XV.

Par M. Ewing Mears. (*Transact. of the College of Physicians Philadelphia,*
vol. I, 3ᵉ série, 1875.)

Hydropisie enkystée du péritoine prise pour un kyste de l'ovaire —
Suppuration — Ouverture abdominale — Guérison.

Femme de quarante ans, mariée, mère de six enfants dont le dernier a sept ans.

Elle fait remonter à sa dernière grossesse le début de sa maladie; le placenta était adhérent, et elle eut, après l'accouchement, une hémorragie qui mit ses jours en danger.

Trois mois après, apparition d'une petite tumeur mobile dans la région inguinale droite.

En un an, cette tumeur atteignit le volume d'un œuf d'oie; et la malade éprouva alors des douleurs à ce niveau s'étendant à tout l'abdomen.

Six ans après le début, l'abdomen devint douloureux, la santé générale commença à décliner et les règles, jusque-là normales, devinrent irrégulières et douloureuses.

Mears la vit, amaigrie, faible, éprouvant des douleurs constantes, avec orthopnée. Pas d'œdème. Utérus fixé en antéversion, ne se déplaçant pas en pressant sur la tumeur.

Assisté de W. Mitchell et de W. Carrole, il inclina vers l'idée d'un kyste multiloculaire ovarique; il proposa une opération exploratrice que l'on étendrait et compléterait s'il s'agissait d'une tumeur de l'ovaire ou d'une tumeur susceptible d'extirpation.

Il ouvrit la cavité abdominale par une incision de deux pouces sur la ligne médiane entre l'ombilic et le pubis; il rencontra des adhérences entre la tumeur et les parois abdominales; l'incision fut agrandie et les adhérences déchirées.

On reconnut alors que la paroi antérieure de la tumeur était formée en grande partie par l'épiploon épaissi; une ouverture faite avec le doigt donna issue à sept litres de pus; toute la masse intestinale était tapissée de fausses membranes séro-fibrineuses adhérentes et très vasculaires.

La cavité abdominale fut épongée avec soin et fermée par cinq points de suture métalliques.

Il y eut peu de réaction consécutive. Pour remédier à l'emprisonnement du pus (la partie inférieure de la plaie s'étant réunie dès le second jour), Mears plongea dans l'abdomen un tube élastique au moyen duquel on put faire des lavages phéniqués.

Un mois et demi après, la plaie était fermée et la malade rentrait chez elle parfaitement guérie.

OBSERVATION XVI.

Par M. DOHRN. *Deutsche med. Wochenschrift*, 1879, p. 566.
Thèse Carilian, Paris, 1885.)

*Ascite prise pour un kyste de l'ovaire — Laparotomie exploratrice —
Guérison.*

Femme âgée de cinquante-sept ans, qui présentait une tumeur abdominale d'un volume considérable. Après examen, on diagnostiqua un kyste de l'ovaire. On fit une ponction qui donna issue à un liquide jaune clair, riche en albumine, et on décida l'opération.

A l'ouverture de l'abdomen, il s'écoula une grande quantité de liquide ascitique, et il fut démontré que le diagnostic était erroné, qu'il n'existait pas de kyste. La suture de la plaie fut immédiatement pratiquée, et les suites opératoires furent excellentes.

La malade, ayant entièrement recouvré la santé, put quitter l'hôpital un mois après l'intervention.

Observation XVII.

Par M. Lawson Tait. (*The Lancet,* 7 février 1891.)

Ascite prise pour un kyste de l'ovaire — Laparotomie exploratrice —
Guérison.

Je fus appelé, par un éminent praticien, pour opérer, à la campagne, une dame chez qui un grand docteur avait diagnostiqué une tumeur ovarienne.

En présence de mon éminent confrère, je n'avais pas à émettre d'opinion personnelle.

Je partis donc, disposé à faire l'opération, d'après les ordres qu'il avait donnés en disant : « Envoyez chercher Tait, et faites enlever la tumeur. »

La malade fut anesthésiée et placée sur la table, où je l'examinai pour la première fois. Je trouvai un point tympanique juste au-dessous de l'ombilic. Je fus tout d'abord satisfait, voyant que je n'avais pas affaire à une tumeur ovarienne, mais bien à une ascite.

En commençant mon incision, je fis part de mon opinion, et je prévins que je faisais simplement une incision exploratrice pour confirmer mon diagnostic.

L'opération fut, en effet, vite terminée, car nous ne trouvâmes que quelques litres de sérum et pas de tumeur.

L'hydropisie était due à une affection des reins qui emporta plus tard la malade.

Observation XVIII.

Par Zweifel. (*Berlin. med. Wochenschrift,* 1891, p. 329.)

Tumeur de l'estomac prise pour une tumeur fibreuse de l'ovaire —
Laparotomie exploratrice — Mort onze jours après l'opération.

Fr. B..., âgée de soixante-un ans. Tumeur très mobile, remplissant l'abdomen et présentant, à la palpation, quelques inégalités. Pas d'ascite. On porte le diagnostic de tumeur fibreuse de l'ovaire.

En ouvrant l'abdomen, on souleva la tumeur et l'on reconnut aussitôt qu'elle était adhérente au grand épiploon et au côlon, dans une étendue de douze à quinze centimètres.

De fortes adhérences l'unissaient aussi à la grande courbure de l'estomac et du duodénum.

Ne pouvant songer à l'extirpation de la tumeur, on se décida à refermer la plaie.

Aussitôt après l'opération, la malade vomit du sang. Elle resta apyrétique pendant les huit premiers jours de l'opération, période où la température s'éleva à 38°4 ; on fit alors le premier pansement, d'où il s'écoula un liquide abondant, aussi nauséabond que celui d'auparavant était fétide : néanmoins, la palpation fit reconnaître que la tumeur avait subi un réel ramollissement.

Pendant deux jours encore, la malade ne présenta aucune fièvre, mais elle devint ictérique, avec affaiblissement graduel du pouls, et le soir du onzième jour elle succomba.

L'autopsie montra que la tumeur partait de la grande courbure de l'estomac, qui était le point d'origine, et s'étendait ensuite au grand épiploon.

Il était très difficile, dans ce cas, de songer à l'existence d'un carcinome de l'estomac, en l'absence de tout signe caractéristique de cette affection et en présence d'une tumeur d'un aussi fort volume.

OBSERVATION XIX.

Par M. SPENCER WELLS. (Thèse de Carilian, Paris, 1885.)

Péritonite tuberculeuse prise pour un kyste de l'ovaire —
Laparotomie exploratrice — Guérison.

Jeune fille de vingt-deux ans, vue en consultation, en 1862, avec M. Seymour Haden. Volume énorme de l'abdomen uniformément distendu par du liquide libre dans la cavité péritonéale.

On pensa à une péritonite tuberculeuse subaiguë et l'on institua un traitement tonique et diurétique qui amena une amélioration momentanée.

Quelque temps après, aggravation des symptômes, nouvelle consultation ; ponction qui donna issue à neuf litres d'un liquide ambré, laissant déposer des flocons mucoïdes comme ceux que l'on trouve dans les kystes de l'ovaire.

Le diagnostic devenant très douteux, on fit une incision exploratrice. Il n'y avait pas trace de kyste. Il s'écoula une grande quantité de liquide opalescent, et l'on vit un semis de granulations tuberculeuses sur les parties supérieure et postérieure de l'abdomen.

On sutura la plaie après évacuation complète du liquide ; et la malade, rapidement guérie, vivait encore, mariée et bien portante, en 1881.

OBSERVATION XX (résumée).

Par M. PETRI, cité par Kummel. (*In* Maurange, thèse d'Aldibert, Paris, 1892.)

Péritonite tuberculeuse simulant un kyste de l'ovaire —
Laparotomie exploratrice — Guérison.

Henriette Str..., âgée de treize ans, ayant souffert dans son enfance de manifestations strumeuses, présente du liquide dans son ventre.

Petri l'examina avec soin et trouva tous les organes sains.

Sous l'influence de sudorifiques, l'ascite semble disparaître, se reproduit quatre à six semaines après, diminue encore et reparaît bientôt, en février 1874.

Les moyens employés restant impuissants, on fait la paracentèse abdominale.

Le liquide se renouvelant rapidement, on conclut à l'existence d'un kyste de l'ovaire, qu'une nouvelle ponction paraît confirmer.

Le Dr Hilling-Cassel fait la laparotomie le 20 avril.

L'ouverture de l'abdomen donne issue à quinze à vingt litres de liquide.

La surface de l'intestin est parsemée de petites granulations de la grosseur de grains de millet.

Le péritoine du bassin présente une surface tomenteuse qui fait penser qu'on a affaire à une ascite d'origine cancéreuse.

On referme l'abdomen, et un mois après, le 28 mai 1874, la malade sort guérie.

Après plusieurs manifestations tuberculeuses : arthrite du coude droit en mai 1881, carie de l'olécrâne gauche en septembre 1883 qui fut réséqué et gratté, ganglions strumeux du cou qui furent enlevés en 1884; la malade fut revue pendant l'automne de 1886.

L'ascite ne s'est jamais reproduite et les poumons sont demeurés sains.

L'ascite était certainement de nature tuberculeuse.

OBSERVATION XXI.

Par M. ROOSENBURG. (*Feetsbundel* a F. C. Douders, Amsterdam, 1888, p. 211. Thèse d'Aldibert, 1892, Paris.)

Péritonite tuberculeuse — Diagnostic douteux — Laparotomie exploratrice — Guérison.

Fille de quatorze ans, sans tare de tuberculose; pas de maladie antérieure.

Elle éprouve, depuis huit mois, des douleurs dans le ventre et le côté droit, avec fièvre intermittente, amaigrissement très marqué, augmentation de plus en plus considérable du ventre.

A l'exception d'une petite infiltration à la base du poumon droit, les organes thoraciques sont normaux. Pas d'albuminurie. Dans l'abdomen on constate une ascite abondante.

Comme le diagnostic est hésitant entre une ascite et un kyste à parois minces, on fait la ponction ; après l'évacuation de six litres d'une sérosité trouble, on trouve, au palper, une petite tumeur noueuse, mobile, dont on ne peut reconnaître nettement l'origine. Au bout de quatorze jours le ventre avait repris son développement.

On fait une incision exploratrice pour établir la nature de la tumeur. Le péritoine viscéral se montre recouvert de granulations rouges et grises, ainsi que la face supérieure du foie, de la rate, et le péritoine pariétal.

La cavité abdominale est refermée sans toilette spéciale, sans lavage.

La marche ultérieure est régulière, sans fièvre. La malade sort de l'hôpital après trois semaines, sans que l'on retrouve des traces de liquide dans la cavité abdominale.

Deux ans après, elle est encore bien portante; dans l'abdomen, n'existe pas de liquide.

L'examen histologique confirme le diagnostic.

Observation XXII.

Par M. Hoffmann. (*Saint-Petersbourg med. Wochenschrift*, 1882, p. 29.
Thèse de Carilian, Paris, 1885.)

Grossesse prise pour une tumeur abdominale — Laparotomie exploratrice — Mort deux jours après.

Femme de trente-cinq ans qui s'était toujours bien portée, qui avait eu plusieurs enfants dans de bonnes conditions et qui avait vu ses règles apparaître, pour la dernière fois, au mois de juillet. Celles-ci étaient, d'ailleurs, auparavant assez irrégulières.

Au mois d'août, la malade remarqua, du côté gauche de l'abdomen, la présence d'une tumeur qui augmenta rapidement de volume.

Pas de douleur, appétit conservé ainsi que les fonctions digestives.

Plusieurs médecins et une sage-femme assurèrent à la malade qu'elle n'était pas enceinte; mais, comme la tumeur augmentait toujours, elle se décida à entrer à la clinique médicale de l'hôpital.

A l'examen, malade de taille moyenne, fortement amaigrie; ascite considérable.

Une ponction, faite pour éclairer le diagnostic, donna issue à onze litres de liquide transparent. On sentit alors une tumeur dure au-dessous de l'ombilic et un peu à gauche. Le liquide ascitique se reforma vite; et, l'état de la malade s'aggravant, le 14 octobre, elle fut confiée aux soins des chirurgiens.

En pratiquant encore une fois un examen minutieux, on constata la présence d'une tumeur de forme arrondie, dont la surface parut lisse à la palpation, mobile à droite et à gauche, et un peu moins d'avant en arrière.

Il n'existait aucun signe de grossesse.

La sonde fut introduite de douze centimètres dans la cavité utérine sans rencontrer aucun obstacle et sans amener une goutte de sang; on n'entendit aucun bruit de cœur.

Diagnostic : Tumeur dure, ayant eu pour point de départ la partie gauche de l'utérus, et ayant peut-être son point d'insertion dans le ligament large gauche.

Le 15 octobre, laparotomie.

Après l'ouverture du péritoine, on aperçut, dans la plaie, l'utérus gravide d'un volume considérable. On n'entendit encore aucun bruit de cœur; on ne perçut aucun mouvement du fœtus.

La toilette du péritoine une fois terminée, on sutura la plaie et on mit un pansement de Lister. L'opération n'avait duré qu'une demi-heure.

Le soir, survinrent des phénomènes de collapsus, la malade se plaignit de douleurs dans le bas-ventre.

Le 16, elles cessèrent sous l'influence de l'administration de l'opium, pour reprendre le soir et revêtir tout à fait les caractères des douleurs de l'accouchement.

L'avortement eut lieu pendant la nuit. La perte de sang fut peu considérable. Le fœtus portait des signes de macération. Le placenta fut expulsé sans hémorragie, et la malade succomba, le 17 octobre, aux phénomènes de collapsus.

OBSERVATION XXIII.

Par M. TUFFIER. (Société de Chir., mai 1891.)

Grossesse extra-utérine prise pour une tumeur abdominale —
Laparotomie -- Guérison.

Femme de trente-quatre ans, bipare, qui, depuis un an et demi, à la suite de la suppression de ses règles, avait éprouvé des douleurs dans le ventre. Aux époques menstruelles suivantes, les règles se limitèrent à un écoulement sanguin très peu abondant, et les mêmes douleurs reparurent.

A l'examen, M. Tuffier constata une tumeur du volume du poing. adhérente à la paroi abdominale, et paraissant faire corps avec l'utérus Comme on ne pouvait en diagnostiquer la nature, M. Tuffier fit une laparotomie exploratrice médiane et tomba sur une tumeur dure, assez irrégulière, libre dans le cavité péritonéale, et formée par un lithopédion de trois mois calcifié.

Il l'enleva en même temps qu'une tumeur adjacente à ce lithopédion et à une anse intestinale, tumeur formée, en partie par les débris du placenta, et en partie par les parois du kyste fœtal rompu.

La guérison fut rapide.

Observation XXIV.

Par M. Aug. Reverdin. (Genève, Société de Chir., février 1894.)

Grossesse prise pour un kyste de l'ovaire.

Femme de vingt-quatre ans qui, quatorze mois après une ovariotomie, fut atteinte d'une tumeur à évolution rapide, prise pour un nouveau kyste.

L'auteur fit donc la laparotomie, rendue très laborieuse par les adhérences (si bien qu'il blessa l'intestin et dut en réséquer douze centimètres), arriva sur une poche liquide, qu'il incisa, et au fond de laquelle il trouva un fœtus : c'était l'utérus gravide distendu d'une façon remarquable par l'hydramnios. Cet utérus, aminci au point de menacer rupture, fut enlevé et la malade guérit.

Observation XXV (résumée).

Par M. Schmalfuss, cité par Kummel. (*In* thèses de Maurange et d'Aldibert.)

Tumeurs abdominales de nature indéterminée — Péritonite tuberculeuse — Laparotomie exploratrice — Guérison.

Jeune fille de seize ans, sans antécédents héréditaires. Fièvre typhoïde dont elle se remit très bien au bout de quelques semaines.

Quoique bien portante d'ailleurs, elle continuait cependant à se plaindre de quelques douleurs et d'un sentiment de plénitude dans le ventre.

Pour bien se rendre compte, on chloroforma la malade et on trouva des tumeurs assez volumineuses, de consistance irrégulière, qui remplissaient le grand bassin et la cavité abdominale jusqu'à l'ombilic.

On posa le diagnostic de tumeur maligne, probablement ovarienne, en voie de généralisation.

Quoique l'on n'eût rien à espérer, dans ce cas, d'une intervention chirurgicale, Schmalfuss ne put se résoudre à l'abstention, étant données la jeunesse du sujet et l'excellence relative de son état général, qui faisait même espérer que l'état local était moins mauvais qu'on ne le supposait.

On fit une laparotomie exploratrice ; on trouva le péritoine recouvert d'une fausse membrane tellement épaisse (trois centimètres environ) intéressant l'épiploon et tenant les anses intestinales si fortement agglutinées les unes avec les autres, qu'il fut impossible d'aller plus profondément. On ne distingua plus de tumeur.

On continua l'incision, en haut, jusqu'au-dessus des limites de la lésion.

Schmalfuss excisa un petit morceau de la fausse membrane, dont l'examen démontra la nature tuberculeuse de l'affection, et fit la suture.

La guérison ne se fit pas longtemps attendre, et la malade était dans un état satisfaisant deux mois et demi après l'opération.

Un an plus tard, un examen minutieux, fait sous le chloroforme, permit de constater que l'abdomen était redevenu absolument normal, sans nulle trace de tumeur ni d'ascite.

OBSERVATION XXVI.

Par KNOWSLEY THORNTON. (Med. Times and Gaz., vol. II, p. 565, 1878.)

Hydatides de l'épiploon et de l'excavation pelvienne
formant tumeur de nature indéterminée — Ablation au septième mois
de la grossesse — Guérison.

La malade était âgée de vingt-neuf ans lorsqu'elle consulta un médecin pour une pesanteur abdominale, avec augmentation de volume du ventre du côté droit. On crut à un corps fibreux utérin.

Depuis cette époque, il y a trois ans, les symptômes locaux n'ont fait que s'accroître; en même temps apparaissait une cachexie générale. Depuis cinq mois que la malade est enceinte, la maladie s'est aggravée rapidement.

Examen direct. — Dans l'abdomen et à gauche, large tumeur globuleuse formée par l'utérus gravide (on sent les mouvements du fœtus, on entend battre le cœur). A droite et un peu en avant de lui, plusieurs tumeurs, sphériques, mobiles sur l'utérus, mobiles les unes sur les autres. Une de ces tumeurs siège immédiatement au-dessus du pubis et donne une vague sensation de fluctuation.

Le bassin est rempli par un amas de petits corps ronds qui semblent ne tenir ni à l'utérus ni aux tumeurs intra-abdominales. Un peu à droite de la masse principale pelvienne, et parfaitement distincte d'elle, est une petite tumeur élastique, du volume d'une noix, qui paraît fixée au sacrum. Le col utérin est normal ainsi que la cavité vaginale.

Bien que le diagnostic restât incertain, on se décida à faire une incision exploratrice devant permettre une opération, si c'était possible.

L'incision, faite comme pour l'ovariotomie, amène tout d'abord sur une poche purulente, adhérente aux parois abdominales. Après l'avoir vidée et excisée, on reconnaît que les diverses tumeurs sont formées par des kystes hydatiques disséminés dans la cavité abdominale et pelvienne. Les uns occupent l'épiploon et sont enlevés avec une partie de celui-ci; les autres se détachent, par un pédicule, de la région vésicale et sont enlevés après ligature de leur insertion.

L'opération présenta quelques difficultés, et l'extirpation ne fut pas complète, attendu qu'il fallut laisser le kyste isolé adhérent au sacrum et quelques-uns des kystes siégeant à droite dans l'abdomen.

Pansement comme pour l'ovariotomie.

Les suites de l'opération furent assez complexes.

Les sutures ayant dû être enlevées le septième jour, on trouva, le lendemain, l'utérus gravide formant hernie à travers la plaie. Sa réduction, assurée par de nouvelles sutures, provoqua l'accouchement avant terme (sept mois et demi), qui se fit, d'ailleurs, sans accident. Huit jours plus tard, nouvelle ouverture de la plaie, donnant issue cette fois à une partie d'intestin.

Malgré ces complications, l'opérée, pour qui on avait mis en pratique dans toute sa rigueur le pansement de Lister, guérit complètement et ne tarda pas à reprendre santé et embonpoint.

OBSERVATION XXVII.

Par M. DOHRN. (*Deutsche med. Wochenschrift,* 1879, p. 566.
Thèse de Carilian, Paris, 1885.)

Laparotomie exploratrice pour un kyste de l'ovaire — Péritonite enkystée — Guérison.

Petite fille âgée de quatre ans. Distension de l'abdomen. Ponction le 1er janvier 1878. Le liquide se reforme rapidement, et le 20 janvier elle entre à l'hôpital.

A l'examen, l'abdomen est considérablement distendu par une tumeur kystique qui dépasse l'ombilic de trois travers de doigt. Ponction à la suite de laquelle 800 grammes d'un liquide filant, vert jaunâtre, se coagulant facilement, furent retirés. Le diagnostic porté fut celui d'un kyste de l'ovaire.

L'incision montra qu'il s'agissait d'une péritonite enkystée. Évacuation complète du liquide, fermeture de la plaie et guérison.

État général de l'enfant satisfaisant; il ne conserva qu'une légère matité en bas et à gauche.

OBSERVATION XXVIII (inédite).

(Due à l'obligeance de M. le professeur DEMONS.)

Métrosalpyngo-ovarite — Kyste hydatique du muscle transverse — Opération — Guérison.

Anna T..., âgée de vingt-six ans, lingère, entrée à l'hôpital le 21 janvier 1896.

Mère morte d'un cancer du sein; trois sœurs et père bien portants.

Rougeole à neuf ans; santé ordinairement bonne.

Il y a trois ans, la malade fait deux chutes pendant qu'elle est enceinte; l'une sur un coin de table, l'autre sur l'extrémité d'une ombrelle. Ces deux traumatismes portent sur la fosse iliaque gauche. Elle accouche à terme, facilement, d'un enfant bien portant. La délivrance, faite deux jours après seulement, est suivie, deux jours plus tard, d'une douleur vive dans la fosse iliaque gauche. Cette douleur est insupportable pendant les accès de toux; la respiration même l'augmente et la malade éprouve une sensation d'arrachement. Se trouvant mieux au bout de trois jours, elle quitte la Maternité onze jours après l'accouchement.

Après être restée quinze mois sans rien ressentir, cette femme éprouva, un jour, en marchant, la sensation d'une pointe atteignant profondément la fosse iliaque gauche; et depuis, cette douleur s'est toujours reproduite pendant la marche.

Il y a un an, la malade, se trouvant à la salle 6, pour insuffisance mitrale avec rétrécissement, ressentit la même douleur bien qu'elle fût couchée, et s'aperçut, pour la première fois, qu'il existait à cet endroit une légère tuméfaction.

Le médecin qui la vit alors ne crut pas devoir lui conseiller une opération. Tous ses organes fonctionnaient normalement.

Aujourd'hui, 21 janvier, elle vient de la salle 6, où elle était encore pour sa maladie de cœur, et où on lui a conseillé de profiter de sa présence à l'hôpital pour consulter un chirurgien.

État actuel. — Par la palpation, on sent, dans la fosse iliaque gauche, un cordon arrondi, du volume de deux doigts, de consistance fibreuse, dirigé de l'épine iliaque antéro-supérieure à l'ombilic. Ce cordon paraît fixé à l'os coxal, mais on ne sent pas nettement le point d'implantation. Il paraît plus profondément situé à mesure que l'on s'avance vers l'ombilic; et, un peu avant d'arriver à ce point, le cordon semble se perdre ou plutôt se déployer pour s'attacher aux parties molles profondes.

Cette grosse bride transversale est mobile de haut en bas, sous la peau, et paraît également se mouvoir dans le même sens, par rapport aux parties osseuses profondes; sa mobilité est d'ailleurs assez restreinte et ses mouvements provoqués ne font pas souffrir la malade.

Le toucher permet de sentir un col normal, élevé, très légèrement entr'ouvert; le fond de l'utérus peut être facilement senti; il est aussi assez élevé. Les mouvements imprimés au cordon signalé plus haut ne se communiquent pas à l'utérus. Les culs-de-sac sont libres.

Le 30 janvier. — Quelques pointes de feu sur l'abdomen, au-dessus de la bride épiploïque.

Le 2 février. — Les pointes de feu ne semblent pas avoir produit d'effet favorable.

Opération le 19 février. — Incision sur la ligne médiane. Dès que la paroi est ouverte, on constate la présence d'une certaine quantité d'ascite. Sur la corne utérine gauche, on voit une infiltration blanchâtre avec quelques granulations à la partie postérieure, ressemblant à de la tuberculose.

On enlève la corne utérine ainsi atteinte et l'ovaire correspondant. On fait ensuite sur l'utérus une couronne de suture au catgut.

Une autre incision est faite au niveau de la tumeur, perçue dans la fosse iliaque gauche, et un liquide clair sort dès que le bistouri atteint les muscles.

On constate alors que la tumeur qu'on sentait à ce niveau était un kyste hydatique situé dans le muscle transverse. On enlève complètement la poche du kyste. Les deux incisions sont refermées couche par couche.

Malgré sa lésion valvulaire du cœur, la malade a très bien supporté la chloroformisation.

Le 21. — La malade ne peut pas uriner seule ; elle n'a pas de fièvre.

Le 22. — Elle urine seule, elle est bien et souffre peu.

Le 27. — Depuis trois jours, elle a encore de la rétention d'urine ; on est obligé de la sonder.

Le 3 mars. — La malade souffre un peu du ventre, qui est légèrement ballonné.

Le 7. — Elle a un peu de pourriture d'hôpital sur la cicatrice médiane. Il y a une ouverture circulaire. Badigeonnage au chlorure de zinc. Depuis environ un mois, une malade, couchée au lit 24, est cautérisée au chlorure de zinc pour le même motif.

Le 12. — Il existe entre les muscles et la peau une fusée purulente qui remonte à plusieurs centimètres vers le haut. On fait une incision aux ciseaux pour ouvrir ce trajet et, avec une curette, on enlève les fausses membranes et le pus plus ou moins concret qui se trouve dans les anfractuosités. On badigeonne le tout au chlorure de zinc.

Le 14. — Nouveau badigeonnage.

Le 17. — La plaie a bien meilleur aspect ; néanmoins, on pratique une nouvelle cautérisation. La malade éprouve chaque fois de vives douleurs.

Le 27. — La plaie est dans le même état. Chaque jour, pansement à la poudre et la gaze d'iodoforme.

La malade se rétablit peu à peu et sort guérie le 2 mai suivant.

OBSERVATION XXIX.

Par M. DEBOVE. (*Union médicale*, 23 octobre 1883.)

Cancer de l'estomac et laparotomie.

Homme de cinquante-six ans, n'ayant aucune espèce d'antécédents héréditaires. Son père est mort à quatre-vingt-neuf ans, sa mère est morte fort âgée.

Sa santé avait été excellente jusqu'au mois de novembre dernier; il remarqua alors que son appétit diminuait et que la viande lui répugnait particulièrement. Vers la fin de mars, il eut quelques douleurs d'estomac. Dès le commencement d'août, ces douleurs avaient disparu, mais l'anorexie allait toujours croissant. Vers le 28 avril, survinrent des vomissements; ils se produisaient dans les vingt ou trente minutes qui suivaient le repas. Le malade eut d'abord des éructations, puis une salivation assez marquée; enfin, sans effort, par une sorte de régurgitation, les aliments furent rejetés presque inaltérés, même après un assez long séjour dans l'estomac.

Jamais il n'y eut ni sang ni matières noirâtres pouvant faire croire à des hématémèses; jamais non plus les selles ne présentèrent de coloration anormale.

On essaya, par divers moyens, d'enrayer les progrès de la maladie; on employa les évacuants, les révulsifs, les eaux alcalines, le régime lacté, etc. Toutes les médications restant sans effet, le malade se décida à entrer dans notre service.

Le 2 *juin*, jour où nous examinons notre malade, nous le trouvons bien musclé, mais considérablement amaigri. La face est bronzée, tirée, mais ne rappelant nullement l'aspect cachectique des cancéreux. Le principal phénomène accusé sont des vomissements incessants qui ne permettent le séjour, dans l'estomac, ni des solides ni des liquides, ce qui fait que notre pauvre malade est tout à la fois tourmenté par la faim et par la soif.

Il n'y a aucune douleur, ni spontanée ni provoquée, dans la région épigastrique.

L'estomac n'est pas dilaté. On chercha soigneusement l'existence d'une tumeur, et, sur ce point, les avis furent partagés : les uns, avec M. Verneuil, perçurent, sur les limites de l'hypocondre et de l'épigastre, un empâtement; d'autres, et je suis de ce nombre, ne trouvèrent aucune tumeur ou crurent simplement constater un léger abaissement du foie.

M. le professeur Brouardel partageait ce dernier avis.

Le ventre était souple, non ballonné, malgré l'absence de garde-robes, absence bien naturelle puisque le malade ne pouvait rien garder dans l'estomac. Un lavement purgatif amena l'excrétion d'une petite quantité de matières fécales ne présentant rien de particulier.

Notre première idée fut d'abord de chercher à combattre les vomissements, dont la persistance et la ténacité étaient telles qu'il en était résulté un amaigrissement de 42 livres et que le sujet était menacé de périr d'inanition, sans compter que la faim et la soif le tourmentaient cruellement.

Nous essayâmes le lavage de l'estomac. A diverses reprises, nous fîmes passer dans l'estomac plusieurs litres d'eau, soit pure, soit tenant en dissolution du bicarbonate de soude.

L'eau sortait aussi claire et aussi limpide qu'elle entrait, n'entraînant absolument aucun produit pathologique. Ces lavages ne modifièrent en rien les vomissements, qui persistèrent, aussi tenaces que jamais.

Nous eûmes alors recours à l'alimentation artificielle, c'est à dire que nous introduisîmes des aliments dans l'estomac par la sonde. Il arrive fréquemment, en effet, que des malades, atteints des affections les plus diverses, vomissent tout ce qu'ils mangent et ne vomissent pas ce qui est introduit par la sonde. L'alimentation artificielle ne parut rendre aucun service; mais nous eûmes l'idée d'appliquer un procédé dont nous nous étions déjà bien trouvé. Les aliments furent introduits dans l'estomac à une température de 0°, c'est à dire que nous introduisions des aliments en prenant l'eau glacée comme véhicule. Les repas ainsi donnés, à neuf heures du matin, n'étaient plus rejetés que vers six heures du soir; mais ils ne paraissaient avoir subi aucune altération; leur digestion ne semblait pas commencée.

Ce mode de traitement fut utile, puisque le malade ne rejeta plus ses aliments qu'au bout de neuf heures, mais il resta bien insuffisant, les matières ne passant pas toujours de l'estomac dans l'intestin et l'état général continuant à s'aggraver. En effet, du *2* au *9 juin*, nous constations une perte de 2 kilogrammes.

Il était évident que si on n'intervenait pas, la mort, et la mort rapide, était la seule issue possible. Pouvait-on intervenir chirurgicalement? Peut-être; mais il fallait tout au moins avoir un diagnostic probable.

Il était certain qu'il s'agissait d'une obstruction pylorique; mais quelle en était la cause? Le cancer probablement, par suite de sa fréquence sur l'estomac, manifesté par de l'anorexie et le dégoût de la viande. S'il s'agissait d'un cancer, sa marche était bien anormale; nous n'avions pas d'hématémèse, les vomissements suivaient immédiatement le repas; ils avaient brusquement débuté, et dès leur apparition, l'obstruction pylorique avait été complète. Le lavage donnait un liquide absolument clair, indiquant un cancer non ulcéré, si toutefois il s'agissait d'un cancer. Un cancer non ulcéré et assez volumineux pour obstruer aussi complètement le pylore, nous paraissait bien différent de ce que nous avons l'habitude d'observer. On ne pouvait admettre l'existence de cicatrices, suite d'ulcères; à aucune période, il n'y avait eu de signes d'ulcère.

L'existence d'une tumeur aurait levé tous les doutes; M. le professeur Verneuil croyait la sentir, M. le professeur Brouardel et moi la considérions comme très problématique.

Que faire?

Nous proposâmes à M. le professeur Verneuil une laparotomie exploratrice; nous étions sûrs qu'il y avait un obstacle au pylore, au-dessus de l'orifice des voies biliaires; puisqu'il n'y avait jamais eu ni ictère ni vomissements bilieux, cet obstacle pouvait être non cancéreux; peut-être y avait-il à ce niveau quelque étranglement qu'on pourrait lever.

Ce n'est pas sans avoir pris conseil des personnes les plus compétentes, parmi lesquelles je citerai M. le professeur Brouardel, M. Dujardin-Beaumetz, que nous avons insisté près de M. le professeur Verneuil pour qu'une laparotomie exploratrice fût pratiquée.

Une raison, d'ailleurs, nous poussait à agir : c'est que, si on n'intervenait pas immédiatement, la mort rapide était la seule issue de la maladie.

Mais cette raison n'était certes pas suffisante; car si on soumettait à de graves opérations tous les malades dont les jours sont comptés, l'association du médecin et du chirurgien deviendrait singulièrement dangereuse.

Dans le cas particulier, je considérais le cancer comme très probable; il me parut cependant qu'on avait des chances suffisantes de trouver une autre cause d'obstruction pour nous décider à intervenir.

Le 12. — Une laparotomie exploratrice fut entreprise par M. le professeur Verneuil. Permettez-moi de ne pas insister sur les détails chirurgicaux de l'opération, sujet qui sort absolument de ma compétence, et de dire seulement que, l'abdomen ouvert, on reconnut l'existence d'un cancer de l'estomac et d'une généralisation au grand épiploon et au péritoine. Sans chercher à préciser davantage le rapport des parties malades, on pratiqua immédiatement la suture de l'incision abdominale.

L'après-midi, le malade se plaignit d'une soif vive, de céphalalgie, mais n'eut de douleurs ni dans le ventre ni au niveau de la plaie. Le soir, vers six heures, il était un peu agité.

Le 13. — Le malade n'avait pas reposé la nuit; il se plaignit d'une soif vive, d'un malaise général, et succomba sans aucune souffrance.

La température avait été soigneusement prise avant et après l'opération. Avant l'opération, la température axillaire était de 36º4.

La cause de la mort est très vraisemblablement le choc opératoire chez un malade inanitié.

L'autopsie fut faite vingt-quatre heures après la mort.

La grosse tubérosité de l'estomac apparut légèrement dilatée dans l'hypocondre gauche; le reste de l'estomac, et notamment la région pylorique, était caché par le foie, qui était légèrement abaissé.

Le grand épiploon, relevé, s'insinuait entre le diaphragme et le foie; il était étalé à la surface de ce dernier organe et contenait un nombre considérable de noyaux cancéreux, dont les plus gros étaient du volume d'un pois.

C'est ce grand épiploon qui, en contournant le foie, donnait cette sensation d'empâtement perçue par plusieurs observateurs, tandis que d'autres soutenaient qu'il s'agissait d'un simple abaissement de l'organe hépatique.

Le foie, de volume normal, ne présentait aucune lésion.

La face inférieure du diaphragme, dans toute son étendue, mais surtout dans la région qui était en contact avec le grand épiploon déplacé, était couverte de granulations cancéreuses.

Le pylore, siège d'une tumeur volumineuse absolument cachée par le foie, n'avait aucune adhérence avec les parties voisines et le duodénum n'était le siège d'aucune compression.

La tumeur du pylore (carcinome colloïde) rendait cet orifice rigide; il admettait sans difficulté le doigt indicateur. A la surface de la muqueuse, à ce niveau, on ne trouvait que de légères exulcérations très superficielles. De petits nodules cancéreux apparaissaient en ce point comme des vésicules transparentes.

L'intestin n'était pas dilaté. A la surface du péritoine, aussi bien sur le feuillet viscéral que sur le feuillet pariétal, on voyait çà et là de petites colonies de granulations cancéreuses. Au niveau du pubis, une plaque de péritonite cancéreuse maintenait deux anses intestinales adhérentes entre elles et à la paroi de l'abdomen. L'intestin fut incisé dans toute sa longueur; il ne contenait pas de matières et sa muqueuse n'était pas altérée. Les reins étaient atteints de néphrite interstitielle au début. Les organes thoraciques étaient absolument normaux.

M. Debove conclut par les réflexions suivantes :

« Remarquons tout d'abord dans cette autopsie une lésion accessoire que nous n'avions pas soupçonnée pendant la vie : c'est la névrite interstitielle. Mais elle était au début et n'était accompagnée d'aucune lésion cardiaque; les urines ne contenaient point d'albumine et elles étaient rares (conséquence nécessaire du rejet par le vomissement de toutes les boissons). La laparotomie et l'autopsie démontrent qu'il s'agissait d'un cancer de l'estomac; mais il faut reconnaître que ce cancer s'éloignait, par bien des côtés, du type classique.

» Il n'y avait pas de tumeur évidente (la tumeur pylorique étant couverte par le foie). Le grand épiploon seul avait, par ses altérations, donné lieu à des discussions. Les uns soutenaient l'existence d'un empâtement, les autres la rejetaient.

» Il n'y avait jamais eu ni hématémèse ni méléna, ce qui s'explique par l'absence d'ulcérations.

» Ce qui est plus anormal, c'est qu'un cancer non encore parvenu à la période d'ulcération, et permettant l'introduction de l'indicateur dans l'orifice pylorique, ait amené des vomissements incoërcibles portant sur les liquides et les solides, vomissements qui mettaient directement en danger les jours du malade et le faisaient souffrir de la faim et de la soif.

» Nous admettons ordinairement que le vomissement du cancer stomacal est dû surtout au rétrécissement pylorique ; notre observation montre que cette théorie mécanique est bien trop exclusive.

» La marche anormale du cancer nous a fait tenter une laparotomie exploratrice, que nous n'aurions certainement pas conseillée si nous n'avions pensé qu'il s'agissait peut-être d'une affection autre qu'une affection cancéreuse. »

OBSERVATION XXX.

Par M. DURET (de Lille). (Congrès français de Chirurgie, 1892.)

Diagnostic douteux — Calcul biliaire — Laparotomie exploratrice Guérison.

J'ai pratiqué la laparotomie exploratrice à une femme de trente-six ans, très obèse, qui, depuis six ans, souffrait de douleurs intolérables dans la région hépatique, avec des troubles gastriques prononcés.

J'incisai sur la région de la vésicule, bien que celle-ci ne fût pas volumineuse et qu'il n'y eût pas d'ictère. J'eus d'abord à libérer des adhérences de l'épiploon et de l'angle du côlon, et j'arrivai ainsi sur la vésicule épaissie, ratatinée ; le toucher me révéla alors un calcul enclavé dans le col de la vésicule. Je fis la cholécystostomie à suture première ; et, après la lithotritie, je pus extraire le calcul.

La malade guérit avec une fistule qui se ferma spontanément au bout de vingt-cinq jours.

Aujourd'hui, un an et demi après l'opération, la santé générale est excellente, quoique la malade se livre à un travail pénible.

OBSERVATION XXXI.

Par M. RECLUS. (Société de Chirurgie, 30 novembre 1892.)

Diagnostic douteux — Rétention biliaire — Laparotomie exploratrice — Entérostomie — Guérison.

Il s'agit d'un Portugais de trente-six ans, qui vint de Lisbonne me consulter le 23 mai de l'année courante et que j'examinai le jour même avec l'assistance du D^r Œttinger. La maladie avait débuté, au mois de septembre 1891, par des troubles digestifs accusés, des douleurs après le repas, vives surtout à l'épigastre et dans l'hypocondre gauche. Mais leur caractère n'a rien de précis et ne semble jamais avoir revêtu la forme d'une colique hépatique. Les souffrances persistèrent avec quelques rares intermittences pendant plusieurs mois. En février 1892, elles se compliquent d'un ictère. Celui-ci se fonce de plus en plus. Il n'y a pas de fièvre, mais un amaigrissement progressif, une grande faiblesse et des démangeaisons insupportables. Ces phénomènes s'accentuent en mars, en avril et en mai. A ce moment, les médecins, effrayés et sans diagnostic ferme, envoient le malade à Paris, où nous constatons l'état suivant :

L'ictère est intense et tel qu'il est difficile d'en voir de plus accusé; les sclérotiques sont d'un jaune brun, les téguments d'une teinte acajou ; les démangeaisons sont intolérables ; le malade se gratte sans cesse et la peau est recouverte d'une éruption généralisée de prurigo. Les matières fécales sont décolorées, boueuses et d'une odeur infecte ; les urines, remplies de pigment biliaire, contiennent un peu moins d'urée et 32 centigrammes d'albumine. Le foie est énorme ; il mesure vingt-trois centimètres sur la ligne médiane, vingt-huit sur la ligne mamelonnaire ; sa surface, régulière, de résistance normale, sans fluctuation, forme une voussure accentuée à l'épigastre ; le rebord en est mousse et nulle part la palpation ne révèle la présence de la vésicule biliaire ; la rate est normale, les principaux viscères sont sains. L'appétit est conservé, mais la digestion est pénible ; elle s'accompagne de pesanteur et d'irradiations douloureuses dans l'hypocondre gauche.

Il s'agissait évidemment d'un ictère par rétention, et nous pensons à une occlusion du cholédoque, soit par un cancer du pancréas ou des voies biliaires, soit par un calcul, soit même par une tumeur de voisinage. Notre malade eût voulu un diagnostic plus précis et goûta fort notre avis de voir quelques-uns de nos collègues ou de nos maîtres. Il en usa largement ; le 25 mai, il consulte le professeur Bouchard, qui confirme nos réserves, tout en penchant vers l'hypothèse d'un cancer du pancréas ; le 1er juin, il appelle M. Hanot, qui incline plutôt vers un calcul ; le 14 juin, il voit M. Dieulafoy, qui partage cette dernière opinion ; le 18 juin, une même consultation réunit MM. Hanot, Périer, Œttinger et moi.

Nous concluons à la nécessité d'une laparotomie exploratrice qui, selon nous, ne sera que le premier temps d'une opération plus complexe : cholédochotomie ou entérostomie biliaire. Notre Portugais réclame alors un supplément d'information ; il réunit son dossier, qui renferme les avis de MM. Bouchard, Dieulafoy, Hanot, Œttinger, Périer et nous, et part pour l'Allemagne.

A Strasbourg, le professeur Naunyn conclut à une cirrhose et déconseille toute opération. A Heidelberg, Kussmaul prononce aussi le mot de cirrhose; il trouve que la rate est grosse, accident passager sans doute, car personne de nous ne l'avait constaté avant le départ et ne le constata au retour; il s'oppose à l'intervention chirurgicale. Czerny n'est pas du même avis : il admet une cirrhose secondaire et consécutive à une obstruction du cholédoque et, comme nous, propose une laparotomie exploratrice que suivra certainement une incision du cholédoque ou une entérostomie biliaire; mais il devait revenir sur cette opinion; et au bout de quinze jours, lorsque le malade se dispose à regagner Paris, Czerny signe une consultation nouvelle, où il conclut à l'abstention. Pour lui, la déchéance organique est telle qu'il y aurait danger à intervenir.

Le 15 juillet, retour à Paris; le 18, nous voyons le malade avec MM. Bouchard, Périer et Œttinger. M. Bouchard incline de plus en plus vers le diagnostic de cancer du pancréas. Le 22, nouvelle consultation de MM. Périer, Terrier et Œttinger; M. Terrier se rallierait volontiers à l'hypothèse de M. Bouchard, mais conseille néanmoins la laparotomie, suivie, selon le cas, de cholédochotomie ou de cholécysto-entérostomie. Le malade ne peut s'y décider et suit, sous la direction de M. Bouchard, un régime à la glycérine, aux peptones et au benzonaphtol. Il y a tout d'abord un léger amendement; mais le foie reste aussi volumineux, la diarrhée devient tenace, les douleurs épigastriques ne s'apaisent pas, et enfin, le 8 août, apparaît un signe qui éveille des inquiétudes : la température monte à 39°, sans frisson, il est vrai, et sans autre symptôme que la hausse thermométrique. Le soir, du reste, la colonne mercurielle redescendait à moins de 37°.

Le 10 août, lorsque M. Bouchard revient, il constate l'inefficacité des moyens médicaux; mais, comme les symptômes d'obstruction ne font que s'accentuer; que, d'autre part, l'appétit est conservé, que le coefficient de l'urée est normal, d'après les dernières analyses; que, depuis quelque temps, le poids du malade n'a pas varié, qu'on a reconnu par plusieurs expériences l'absence de glycosurie alimentaire, M. Bouchard croit un peu moins au cancer et un peu plus au calcul : il se prononce alors pour l'opération, que le malade accepte grâce à cette haute influence, et nous la pratiquons le 13 août. M. Périer nous avait promis son concours; mais il avait dû s'absenter de Paris, et c'est notre collègue M. Chaput qui voulut bien nous servir à la fois d'aide et de conseil.

Une incision de quatorze centimètres environ est pratiquée sur la ligne médiane, en atteignant sept centimètres au-dessus et sept centimètres au-dessous de l'ombilic; nous arrivons ainsi sous le foie énorme et d'une couleur brune très foncée; sur son rebord mousse apparaît la vésicule biliaire; son volume dépasse les deux poings; et comme elle est rejetée en dehors, nous devons, pour l'atteindre, nous donner du jour et, à notre incision verticale, nous ajoutons un débridement transversal. La vésicule et le canal cystique, exploré du doigt, sont libres; mais le cholédoque, vers la tête du pancréas, est nettement oblitéré par un calcul du volume d'une noix. Il est si enclavé et si profondément situé que toute intervention nous paraît impossible. Nous cherchons alors le duodénum, peu accessible aussi, et nous voyons qu'on ne saurait le rapprocher de la vésicule. Il en est de même de la première anse jéjunale; aussi prenons-nous une anse grêle quelconque qui puisse, sans traction dangereuse, être mise en contact avec la vésicule.

Nous ponctionnons avec une aiguille de Dieulafoy la vésicule isolée des organes voisins par des compresses stérilisées; la bile, sirupeuse, noire comme du goudron, s'écoule avec peine d'abord, puis elle devient plus fluide et nous en retirons ainsi 480 grammes. C'est alors que nous nous mettons en mesure de pratiquer l'entérostomie : une première rangée de sutures séro-séreuses est placée, d'une part, sur la vésicule, perpendiculairement à son axe et le plus près possible de son fond; d'autre part, sur l'intestin, parallèlement à son axe et le plus près possible de son insertion mésentérique; six points, séparés à la Lembert, sont ainsi passés avec l'aiguille à pédale de Chaput; puis une deuxième rangée séro-séreuse, absolument identique, à un centimètre au-dessus de la première. Vient alors le deuxième temps, l'incision de l'intestin et de la vésicule; cette double boutonnière, d'un centimètre et demi, est faite à un centimètre au-dessus de la dernière ligne de suture; et les lèvres de la plaie saignante sont saisies avec les pinces à crémaillère.

Un étage de sutures muco-muqueuses unit les lèvres postérieures de la boutonnière intestinale et de la boutonnière de la vésicule; les fils en sont noués dans la lumière des deux conduits. Nouvelle rangée muco-muqueuse sur les deux lèvres antérieures, mais nouée cette fois hors de la lumière de l'intestin. Nous pratiquons alors une cinquième suture; mais celle-ci séro-séreuse et identique aux deux premières; elle est située à un centimètre au-dessus de la double boutonnière; nous aurions voulu en placer une sixième; mais l'étoffe manque du côté de la vésicule et nous nous contentons alors de placer çà et là quelques points de renfort. La toilette du péritoine est pratiquée avec des éponges sèches; nous suturons la paroi abdominale, et le malade, rapporté dans son lit, ne doit prendre dans la journée que de la glace et quelques cuillerées de grog.

Le samedi soir, le dimanche furent excellents et, jusqu'au lundi matin, la température ne dépassa pas 37°. Dans l'après-midi, l'opéré fut pris tout à coup d'un violent frisson avec claquement de dents, et la

colonne mercurielle dépassa 40°. Je trouvai l'opéré faisant ses adieux à
sa famille et j'eus peur. Cependant la rate restait souple; il n'y avait pas
de douleur, pas de vomissement; le soir, la température redescendait
à 38°, à 37° le mardi matin; il est vrai que, vers deux heures, il survint
un nouveau frisson, mais moins intense que la veille, et ce fut notre
dernière alerte; le mercredi survint une selle abondante et l'apyrexie
était complète; au septième jour, j'enlevai les fils; la réunion était
obtenue; le quinzième jour, le malade se levait. Le succès opératoire
était donc superbe.

En était-il de même du succès thérapeutique? Un premier point, c'est
que, dès l'intervention terminée, la démangeaison avait disparu; le
malade, qui sur le lit d'opération se grattait sans mesure, même au
début de la chloroformisation, remarqua, presque au réveil, que le
prurit avait cessé. Dès les premiers jours aussi, l'albumine disparut;
puis l'urine se décolora, le pigment biliaire au quatrième jour était
beaucoup moins abondant, et bientôt il n'y en eut plus trace. L'appétit
revint et, dès le septième jour, le foie, qui à l'intervention mesurait
vingt-huit centimètres sur la ligne mamelonnaire, n'en avait plus que
dix-sept. Mais il restait un point noir : les premières selles avaient bien
pris une certaine coloration et on y apercevait çà et là les stries vertes
de la bile; mais la sécrétion biliaire était fort diminuée, et le 31 août,
dix-huit jours après l'intervention, lorsque M. Bouchard revint voir le
malade, il constata que le bol fécal était trop abondant, la digestion
incomplète, les matières encore décolorées et boueuses; il se demanda
si les cellules hépatiques n'avaient pas été en partie détruites par cette
obstruction totale qui avait persisté près de onze mois : le pronostic
demeurait en suspens.

Mais à ce jour, plus de trois mois et demi après notre intervention,
nos appréhensions se sont dissipées et la situation est excellente. Notre
collègue Sabourin, dont on connaît la compétence spéciale pour tout ce
qui a trait au foie, nous écrit que les selles sont normales, moulées,
colorées; l'appétit est bon, le foie ne dépasse pas les fausses côtes, la
teinte des téguments est telle qu'avant la maladie, et l'opéré a regagné
11 kilogrammes, atteignant à peu près son poids primitif. Il ne se
plaint, en définitive, que d'une douleur épigastrique qui revient parfois
après les repas et que fait disparaître la position horizontale. Mais,
ajoute M. Sabourin, M. de M... « vit de la vie commune à tous les gens
bien portants ».

Cette remarquable cure ne démontre-t-elle pas, de la manière la plus concluante, qu'il y a nécessité absolue de recourir
promptement à la laparotomie dans tout diagnostic incertain,
afin de voir se dissiper, sans scrupule, l'indécision de l'opéra-

teur dont le dévouement humanitaire guide toujours la déter-
mination?

OBSERVATION XXXII.

Par M. DUNLAP. (*New-York med. Journal*, p. 166, 11 février 1893.)

Rupture de l'intestin grêle prise pour une grossesse tubaire —
Laparotomie — Guérison.

Une femme de trente-un ans ressentit, le 12 septembre, de vives
douleurs abdominales dans la région iliaque gauche; on sentit bientô^t
une masse pâteuse. On crut à une grossesse tubaire dont l'œuf venait
de se rompre. On fit la laparotomie et on trouva le bassin rempli de
caillots; l'utérus, les ovaires et les trompes ne présentaient rien d'anormal. En lavant la cavité, on vit flotter un tænia qui provenait d'une
rupture de l'intestin grêle : il y avait une grande perte de tissus et on ne
pouvait réunir les deux bords de la portion rompue. On dut réséquer
une portion d'intestin et suturer par la méthode de Lembert.

La malade guérit.

OBSERVATION XXXIII.

Par M. DELBET. (Société anatomique, Paris, avril 1892.)

Torsion d'un pédicule de salpingite — Laparotomie exploratrice —
Guérison.

Femme âgée de trente-neuf ans, de bonne santé habituelle, ayant
seulement présenté quelques troubles gastriques et quelques douleurs
abdominales vagues. Le 20 février 1892, elle fut prise brusquement
dans la rue d'une douleur syncopale dans la fosse iliaque gauche,
tomba, ne put se relever et fut apportée à l'hôpital. Pendant toute la
nuit, elle vomit; les selles et les gaz se supprimèrent; et quand M. Delbet la vit, le lendemain, il constata, outre ces symptômes, que le ventre
était plutôt rétracté, mais très douloureux.

Il pratiqua la laparotomie exploratrice et trouva quelque chose qui
ressemblait à une anse intestinale tordue. Il la détordit de trois demi-
tours et constata alors que c'était une salpingite dont le pédicule était
tordu.

La malade guérit rapidement.

D'après ces nombreuses observations recueillies avec soin
au milieu de tant d'autres que possède la chirurgie, nous pou-
vons donc affirmer les services considérables que peut rendre
la laparotomie dans le domaine de l'art de guérir; car, malgré
le perfectionnement de nos moyens d'exploration, il est des

cas difficiles dans lesquels le diagnostic certain est impossible à faire et qui ne peuvent être tranchés que de visu.

Il ne faut donc pas craindre, dans ces circonstances, d'avoir recours à l'incision abdominale, moyen d'exploration par excellence et qui, d'ailleurs, comme nous le verrons plus loin, ne présente aucune gravité.

§ 2. — Cas dans lesquels on peut espérer un bon résultat de la simple incision.

La laparotomie exploratrice a donné seule d'excellents résultats dans certaines affections de l'abdomen. Nous allons passer en revue les principaux cas dans lesquels elle a eu un véritable succès :

1° Tumeurs;

2° Adhérences;

3° Ascite;

4° Névralgies pelviennes.

I. — TUMEURS.

La simple incision, faite dans un but d'exploration, s'est montrée très souvent palliative et même curative dans les cas de tumeurs abdominales. La communication faite par M. le Dr Villar au Congrès de Rome et les observations de Bland Sutton, Greig Smith et autres, en sont une preuve irréfutable.

M. Lawson Tait a vu des tumeurs supposées cancéreuses disparaître après une simple laparotomie exploratrice [1].

Nous verrons plus loin, dans nos Observations, que des tumeurs, de nature maligne en apparence, ont parfaitement guéri à la suite d'une incision exploratrice, au grand étonnement même de l'opérateur.

Dans les tumeurs de l'estomac, dans le cancer du pylore, cette opération n'a certainement pas amené la guérison, mais elle a produit une amélioration très notable.

[1] LAWSON TAIT, Association méd. britannique de Nottingham, en 1892.

L'observation — très intéressante — de M. Quénu (Obs. XLII) dénote le bienfait que l'on peut en retirer dans les douleurs vives de l'estomac, même quand il s'agit d'une affection grave.

M. Roux, de Lausane, dans une communication faite au Congrès de Chirurgie de Paris, en 1893, sur la chirurgie de l'estomac, ne se montre pas partisan de la gastro-entérostomie, et conseille de se borner à faire une laparotomie exploratrice. Souvent, d'ailleurs, l'opération palliative est impossible.

Ce chirurgien a fait quinze fois la laparotomie exploratrice sans rencontrer une indication formelle d'aller plus loin (infiltration étendue, carcinome miliaire, etc.). Aucun des malheureux opérés n'a succombé à l'exploration, et il croit même qu'en prenant la moyenne de leur survie, on la trouverait peut-être aussi longue que celle de quatorze patients chez lesquels il a pu faire la gastro-entérostomie.

M. Doyen, de Reims, traitant le même sujet, au même Congrès, dit qu'il a fait cinq laparotomies exploratrices pour cas de cancer. Dans les cinq cas, il a dû se contenter d'une exploration, les adhérences et l'étendue de la dégénérescence cancéreuse ne permettant pas de compléter l'opération; un de ces malades présentait un état général satisfaisant qui, coïncidant avec les signes du rétrécissement pylorique, avait fait penser à une sténose cicatricielle; l'estomac était rétracté sous le foie, en dégénérescence cancéreuse totale.

Cet auteur conseille fortement l'opération dans les affections de l'estomac : « La gravité de l'opération, dit-il, est presque nulle, si l'on opère avant la période de cachexie finale. »

Bien que nous ne nous occupions pas des affections inflammatoires, nous rapportons ici la conclusion d'un travail intitulé : *Contribution à la chirurgie de l'estomac,* présenté au II⁰ Congrès international des Sciences médicales tenu à Rome en 1894, par M. Carle, de Turin (¹), qui s'exprime ainsi : « Dans les cas de catarrhe chronique de l'estomac, avec gastrectasie, rebelles aux autres moyens thérapeutiques, on

---

(¹) CARLE (de Turin), *Contribution à la chirurgie de l'estomac,* Congrès de Rome, 1894.

est autorisé, en raison de son innocuité, à pratiquer la laparotomie exploratrice. »

Dans les tumeurs intestinales, son action semble être réellement efficace; car les deux cas signalés plus loin montrent qu'elle peut procurer la guérison (Obs. XLIX et L).

Pour les tumeurs malignes du péritoine et du mésentère, les résultats ont été aussi très satisfaisants. L'observation de M. Bazy [1] (Obs. LIII) prouve son action curieuse sur des adénopathies mésentériques et une tumeur grave de l'intestin; et celle de M. Villar [2] (Obs. LII) dénote aussi son influence sur les tumeurs graves du mésentère.

Les tumeurs du foie se trouvent surtout heureusement influencées par la laparotomie exploratrice. M. Michaux a rapporté une observation de kystes multiples du foie qui démontre l'utilité de l'incision, attendu qu'elle peut empêcher le développement des petits kystes (Obs. LIV).

M. Mayo Robson a publié, dans le *Bulletin médical* de décembre 1892, un travail sur la chirurgie du foie et de la vésicule biliaire. Il se montre partisan de la laparotomie exploratrice chaque fois qu'un diagnostic est douteux, et il rappelle, à ce propos, le bénéfice qu'en ont retiré certains malades atteints de tumeurs solides et malignes en apparence.

Dans l'hypertrophie et les tumeurs de la rate, l'incision exploratrice a donné aussi d'excellents résultats (Obs. LIX et LX), et elle a été souveraine pour amener la guérison dans un cas de cancer du pancréas (Obs. LXI), ainsi que l'établit le Dr Lawson Tait dans une Observation relative à une femme de quarante-neuf ans atteinte d'une tumeur maligne, guérie sous l'influence d'une simple incision abdominale.

Une tumeur pelvienne s'est trouvée améliorée, et un fibromyome de l'utérus guéri par cette intervention.

La laparotomie exploratrice est donc indiquée dans tous les cas de tumeurs abdominales, quelle qu'en soit la nature et quel que puisse être l'organe atteint.

[1] BAZY, Société de Chir., octobre 1891.
[2] VILLAR, Congrès de Rome, 1894. *Archives prov. de Chir.*, 1894.

Observation XXXIV.

Par M. Villar. (Congrès de Rome, 1894. *Archives prov. de Chir.*, 1894.)

*Tumeur abdominale de mauvaise nature — Laparotomie explora-
trice — Guérison de l'opération — Mort due aux progrès de la
maladie.*

En 1890, un jeune homme, âgé de dix-huit ans, vient à l'hôpital
Saint-André pour se faire opérer d'une tumeur abdominale.

Je n'ai pas présents à l'esprit tous les détails de l'observation ; mais
j'en ai retenu les points importants.

A l'examen, on constatait l'existence d'une tumeur dans l'hypocondre
gauche. Cette tumeur, du volume d'une tête de fœtus, de consistance
dure, de forme arrondie, était assez mobile dans le sens transversal.

Je fus un peu embarrassé tout d'abord pour porter un diagnostic ; je
me demandai même si je n'avais pas affaire à une tumeur pariétale,
tant elle me paraissait superficielle ; mais, étant donnée la marche
rapide de l'affection, je m'arrêtai au diagnostic de « tumeur maligne
développée peut-être dans le mésentère », et je pratiquai la laparotomie, encouragé par la mobilité et la situation superficielle de la
tumeur.

Après avoir incisé la paroi abdominale, je trouvai, au-dessous de la
tumeur mobile et superficielle que j'avais sentie, un immense gâteau
néoplasique, englobant les organes voisins, collé sur la colonne vertébrale et recouvrant l'aorte.

Immédiatement je refermai le ventre.

Le jeune malade guérit de l'opération ; mais il succomba plus tard,
emporté par la cachexie cancéreuse.

Observation XXXV.

Par M. Bland Sutton. (Thèse de Lascoutx, Lyon, 1894.)

Tumeur abdominale — Laparotomie exploratrice — Guérison.

Jeune garçon de onze ans présentant, au niveau de la région abdominale gauche, des signes physiques analogues à ceux que l'on trouve
habituellement dans l'appendicite.

Une incision pratiquée dans cette région donna d'abord issue à une
petite quantité de pus. En pénétrant ensuite dans la cavité abdominale,
l'opérateur découvrit une tumeur située dans le mésocôlon iliaque et
ressemblant à un lymphosarcome.

Elle était si volumineuse et avait des adhérences tellement étendues,
que M. Sutton s'abstint de l'enlever.

Après l'opération, la tumeur diminua de volume, puis disparut complètement.

OBSERVATION XXXVI.

Par M. GREIG SMITH. (*British med. Journal*, 17 janvier 1894.)

*Tumeur abdominale maligne — Laparotomie exploratrice —
Guérison.*

Jeune fille de dix-neuf ans. Cette malade portait une tumeur ayant les dimensions d'un utérus au huitième mois de la grossesse et distendant la partie supérieure droite de l'abdomen, sans pénétrer dans la cavité pelvienne.

On s'abstint d'extirper cette tumeur, car on s'aperçut, au cours de la laparotomie exploratrice, qu'elle présentait les apparences d'un néoplasme malin ; on se contenta de pratiquer un anus contre nature.

Après l'opération, la tumeur diminua graduellement de volume et finit par disparaître ; on ferma plus tard l'anus artificiel.

La malade est restée guérie.

OBSERVATION XXXVII.

Par M. GREIG SMITH. (*British med. Journal*, 17 janvier 1894.)

*Tumeur abdominale maligne — Laparotomie exploratrice —
Guérison.*

Femme de cinquante-cinq ans se présentant avec une tumeur grosse comme une tête d'enfant, située dans la région ombilicale et adhérente à la paroi abdominale. A l'ouverture de l'abdomen, on trouva une tumeur, d'apparence maligne, adhérente à l'intestin, impossible à extirper.

On évacua simplement une collection séropurulente enkystée, située au-dessus et on referma le ventre en laissant un drain. Il s'établit ainsi une fistule qui persista deux ans.

La tumeur commença alors à diminuer et finit par disparaître, après quoi la fistule se ferma.

Cinq ans après l'opération, la malade jouissait encore d'une excellente santé.

OBSERVATION XXXVIII.

Par M. DUNCAN. (*Transactions of the obstetrical Society*, 1893.)

Tumeur abdominale — Laparotomie exploratrice — Guérison.

Malade âgée de trente-trois ans. Elle avait des métrorragies profuses, était très anémiée et disait que son abdomen avait considérablement augmenté depuis trois mois.

A l'examen, on sentait une grosse tumeur au milieu du ventre, remontant jusqu'à l'ombilic. Une exploration bimanuelle la montra continue à l'utérus (la sonde pénétrait à quatre pouces et demi). La malade paraissant dans un état très grave, on fit la laparotomie; mais la tumeur adhérait de tous côtés aux organes voisins et il eût été dangereux de l'extirper à cause de l'hémorragie. On n'enleva donc rien et le ventre fut refermé.

Un an après, la malade vint voir M. Duncan, qui, à sa grande stupéfaction, vit que la tumeur avait entièrement disparu et que l'utérus avait repris son volume normal. Or, il avait porté le diagnostic de sarcome utérin.

OBSERVATION XXXIX.

Par M. LAWSON TAIT. (*Edinburgh med. Journal,* novembre 1888.)

*Tumeur abdominale de nature inconnue — Laparotomie
exploratrice — Guérison.*

Femme âgée de trente ans. Sensation de fluctuation dans tout l'abdomen, uniformément distendu, faisant diagnostiquer un liquide enkysté. Lawson Tait commence l'opération bien persuadé qu'il a affaire à un kyste de l'ovaire. La couleur seule de la tumeur suffit pour prouver au chirurgien son erreur de diagnostic.

En l'examinant soigneusement, il vit qu'elle plongeait dans le bassin, comme une masse compacte, et qu'elle n'y avait aucune adhérence. En remontant, il s'aperçut qu'elle se rattachait distinctement au foie par un pédicule de six à sept pouces qui s'implantait sur la face inférieure et sur le bord antérieur de cet organe.

La ponction plusieurs fois répétée de cette tumeur ne fit sortir qu'une ou deux gouttes de liquide clair.

L'abdomen fut refermé et la malade, qui avait été opérée le 12 janvier 1884, fut guérie le 30. Elle revint voir Lawson Tait tous les trois ou quatre mois, et celui-ci se contenta de lui prescrire un régime tonique.

Depuis l'opération, la malade est en parfaite santé.

La tumeur a diminué graduellement en se rétractant vers le foie. Actuellement, elle ne dépasse pas le volume du poing.

Lawson Tait avoue lui-même qu'il n'a pas pu définir la nature de cette tumeur. Elle n'était pas recouverte de tissu hépatique, ce n'était pas un kyste hydatique, et elle ne contenait pas de liquide.

Cet exemple est une nouvelle confirmation de la difficulté qu'on éprouve pour préciser le diagnostic, même lorsque l'œil peut diriger les éléments d'exploration les plus complets.

Observation XL.

Par M. Dohrn. (*Deutsche med. Wochenschrift*, 1879, p. 566.
Thèse Carilian, Paris, 1885.)

Tumeur abdominale — Laparotomie exploratrice — Guérison.

Femme âgée de cinquante-deux ans. Tumeur arrondie occupant la région latérale gauche et dépassant l'ombilic de trois travers de doigt. La ponction donne issue à 2,500 grammes de liquide.

L'incision montre qu'il s'agit d'un liquide enkysté. Le grand épiploon est soudé à la paroi antérieure, et le péritoine est parsemé de petits nodules.

Trois semaines plus tard, la malade quitta l'hôpital. (La présence de nodules et l'âge des adhérences firent soupçonner un carcinome.)

Observation XLI.

Par Alban Doran. (*British med. Journal*, octobre 1893.)

Tumeur hypogastrique — Laparotomie exploratrice — Guérison.

Jeune fille de seize ans qui présentait une tumeur fluctuante dans l'hypogastre. M. Doran fit une laparotomie et trouva, au niveau du péritoine, une masse jaunâtre ayant l'aspect d'un sarcome.

Il referma l'abdomen sans rien enlever.

Quelques mois après, l'état général de la patiente était excellent et la tumeur fluctuante avait disparu.

Trois ans plus tard, la malade succombait à une tuberculose pulmonaire.

A l'autopsie, on trouva les trompes tuméfiées, et les ovaires, kystiques, renfermaient une masse caséeuse.

Il s'agissait donc ici très vraisemblablement d'une salpingite tuberculeuse, avec envahissement progressif du péritoine; et, finalement, généralisation graduelle de la tuberculose aux poumons.

La laparotomie avait suffi à guérir la péritonite, puisque l'autopsie ne fit découvrir aucune masse sarcomateuse.

Si on est parfois aux prises avec de telles difficultés pour différencier les péritonites tuberculeuses des tumeurs de l'abdomen, et si la curabilité est très souvent subordonnée à la précision du diagnostic, la prudence du médecin ne commande-

t-elle pas l'intervention d'une incision sans danger susceptible
de produire les résultats favorables les plus inattendus?

OBSERVATION XLII.

Par M. Quénu, chirurgien de l'hôpital Cochin. (Société méd. des Hôpitaux,
mai 1895.)

*Sur un cas de cancer de l'estomac à évolution lente chez un jeune
homme — Disparition des douleurs sous l'influence de la laparotomie exploratrice.*

Le malade est entré, au mois de mai 1894, à la Maison municipale de
santé, se plaignant de troubles dyspeptiques graves.

Il était âgé de vingt-cinq ans.

En 1891, ce jeune homme fut pris brusquement de fringales, survenant environ deux heures après le repas et s'accompagnant de crampes
douloureuses, calmées momentanément par l'ingestion d'aliments. Leur
intensité augmenta avec le temps, sans que leurs caractères fussent
modifiés.

En 1891, M. D... consulta un médecin de Lyon, qui le traita pour
une hyperchlorhydrie; mais ce traitement ne donna aucune amélioration.
A son entrée à la maison de santé, le malade accuse des douleurs violentes, qui ne le quittent guère que pendant les deux heures qui suivent
chaque repas et qui troublent le repos de ses nuits. Il a de fréquents
vomissements alimentaires et bilieux, mais n'a jamais eu ni hématémèse
ni méléna. Il a, de temps à autres, des débâcles diarrhéiques. L'amaigrissement est très marqué et l'appétit très diminué. Il n'y a ni dégoût
pour les aliments, ni teinte jaune paille des téguments. On sent, au
creux épigastrique, une induration très manifeste; mais il n'y a pas de
dilatation de l'estomac.

On pensa d'abord à l'hyperchlorhydrie; mais M. Bouveret ayant
remarqué que l'acidité du liquide gastrique n'était que de 0,8 °/oo cinq
heures après le repas, ce diagnostic fut écarté.

L'analyse démontra que l'urée était augmentée (27ᵉ75 par jour).

Un cancer de l'estomac était très vraisemblable; mais, vu le jeune
âge du malade, le chiffre élevé de l'urée et l'intensité des douleurs,
M. Quénu se décida à une intervention chirurgicale.

L'incision exploratrice ayant immédiatement démontré qu'il s'agissait
d'un cancer de l'estomac généralisé au péritoine, on sutura tout de suite
l'incision sans poursuivre l'opération.

Après cette tentative, les douleurs disparurent, le malade mangea; et
il était plein d'espoir, quand une diarrhée abondante entraîna la mort
par épuisement.

Observation XLIII (inédite).

(Due à l'obligeance de M. le professeur Demons.)

Carcinome de l'estomac — Laparotomie exploratrice — Amélioration momentanée — Sortie de l'hôpital le neuvième jour.

Marie R..., trente-neuf ans, ménagère.

Antécédents héréditaires. — Père bien portant, âgé de soixante-deux ans. Mère morte probablement du mal de Pott, à l'âge de cinquante-un ans.

Antécédents personnels. — Jeune fille, elle a été toujours anémique et n'a jamais joui d'une bonne santé.

Une fois mariée, elle a eu une série de six grossesses, dont cinq ne sont pas arrivées à terme. Elle a eu son premier enfant à vingt-un ans; il est mort vingt-trois jours après sa naissance. Le sixième, seul, vit encore; il est âgé aujourd'hui de trois ans et se porte fort bien.

Elle a eu, à la suite de ce dernier, une métrorragie assez abondante qui a duré quatre semaines, a cessé quinze jours et a repris ensuite pendant deux semaines. Depuis, tout est rentré dans l'ordre, et la malade se trouve très affaiblie.

Histoire de la maladie. — Il est bien difficile de lui assigner une date de début précise.

Depuis déjà longtemps, la malade souffre de troubles dyspeptiques. Il y a dix ans environ, elle a commencé à ressentir des douleurs d'estomac, son ventre était ballonné après le repas, elle avait de fréquentes éructations, parfois acides. Ces symptômes, d'abord légers, se sont accentués de plus en plus; les douleurs d'estomac ont acquis une intensité plus grande; elles ont quelquefois réveillé brusquement la malade pendant son sommeil. Ces douleurs survenaient n'importe à quel moment de la journée, aussi bien avant qu'après le repas, quoique dans ce dernier cas elles fussent plus intenses. L'estomac gonflait davantage pendant la digestion; les éructations étaient plus fréquentes. Presque tous les jours la malade avait une ou deux fois des vomissements glaireux et amers, bilieux, fort rarement alimentaires (trois ou quatre fois seulement depuis un an).

Parfois, quand les vomissements ent nécessité de très grands efforts, ils ont été striés de quelques filets de sang; mais il n'y a jamais eu d'hématémèse réelle, ni de méléna.

Depuis un an, la malade a beaucoup maigri. Il y a un mois et dem elle a remarqué, au niveau du creux épigastrique, la présence d'une petite tumeur arrondie qui la faisait souffrir, surtout la nuit, et qui n'a fait que s'accroître depuis, de façon à présenter les proportions qu'elle possède actuellement. Il y a un mois, la malade s'est également aperçue que ses yeux devenaient jaunes; elle ignore l'époque précise à laquelle cette teinte sub-ictérique a fait son apparition. Les téguments ont aussi bientôt présenté cette même teinte; les selles·sont devenues grisâtres, semblables à du mastic; il y avait de la constipation.

État actuel. — La malade se présente avec une teinte ictérique très nette; la sclérotique et les téguments sont jaunes; elle est très abattue; elle souffre cruellement.

L'examen de l'abdomen décèle, à première vue, une saillie ovoïde, régulièrement arrondie, à relief assez faible, à grand axe situé transversalement.

Cette saillie siège à un centimètre et demi au-dessus de l'ombilic; son grand axe est de huit centimètres, l'autre de quatre centimètres; elle n'est pas exactement située sur la ligne médiane, mais s'étend surtout du côté gauche.

Le creux épigastrique tout entier et la tumeur elle-même sont soulevés par des battements réguliers, systoliques. La peau ne présente ni rougeur ni veinosité; elle n'est pas adhérente aux parties profondes.

A la palpation, on sent une tumeur dure, lisse, très douloureuse à la pression, s'étendant au delà des limites que la saillie extérieure semblerait lui assigner. De tous côtés elle s'engage profondément dans la cavité abdominale, où il devient fort difficile de la délimiter. En haut et à gauche, elle s'enfonce profondément avant d'atteindre les fausses côtes, permettant facilement, entre elle et ces dernières, l'interposition des doigts. En haut, et à droite, elle plonge vers la face inférieure du foie, affectant là les rapports du duodénum. En bas, où elle ne dépasse pas l'ombilic. En bas, et à droite, sans envahir le flanc droit, elle présente un petit noyau, isolé de la masse principale par une légère dépression.

La tumeur occupe le flanc gauche, mais ne s'étend pas jusqu'à la fosse iliaque. On trouve là quelques petits nodules. Tout à fait à la limite de la tumeur, à gauche, on sent sous le doigt une crépitation très nette en une région assez limitée.

Par la percussion, on détermine de la sonorité tout autour de la saillie extérieure et du clapotement en haut et à droite, entre la tumeur et le foie. L'espace de Traube est sonore, même plus haut qu'à l'ordinaire. La tumeur elle-même laisse percevoir une sonorité profonde.

La malade ressent des douleurs sourdes, qui deviennent parfois très intenses et qui, partant de l'épigastre, s'irradient dans tout l'abdomen.

Il se produit des vomissements fréquents. L'estomac paraît dilaté; toutefois, la succussion hyppocratique ne détermine·pas de bruit de clapotement, tandis que, comme on l'a vu, la simple percussion, en haut et à droite, lui donne lieu.

Les selles sont grisâtres, les urines sont bilieuses; elles donnent très nettement la réaction de Gmelin; elles contiennent une très petite quantité d'albumine; l'urée y est à la dose de 6 grammes par litre; elles ont, au dire de la malade, contenu autrefois du sang.

On décide l'opération, qui se fait le 27 avril 1893.

Chloroformisation. — Antisepsie du champ opératoire; limitation avec des compresses phéniquées. Incision verticale et médiane de l'appendice xiphoïde à deux centimètres au-dessus de l'ombilic, longue de sept centimètres environ. Le péritoine ouvert, on tombe sur l'épiploon qu'on écarte. Il s'écoule une assez grande quantité de liquide ascitique, jaune citrin, contenu dans la cavité péritonéale.

En explorant, on sent à droite la vésicule biliaire absolument normale. Profondément, en avant de la colonne vertébrale, on trouve une masse énorme, bosselée, qui ne laisse aucun doute sur sa nature carcinomateuse. Aussi, on referme l'abdomen par un plan de suture au catgut pour le péritoine, un autre pour la paroi, et un plan au crin de Florence pour les téguments. Pansement iodoformé.

Le 28 avril. — La malade se trouve mieux; elle a beaucoup moins souffert que les autres nuits; elle accuse une amélioration énorme. Elle n'a pas de fièvre, pas de vomissements.

Le 30. — Elle recommence à souffrir beaucoup le soir.

Le 1er mai. — On lui fait une piqûre de morphine qui la calme.

Le 3. — L'état reste à peu près le même. Depuis quatre ou cinq jours la malade crache du sang, dont la quantité augmente tous les jours. Il n'y a pas de vomissements de sang. Le ventre est tendu; il se produit de l'ascite.

Le 4. — La malade se plaint de diarrhée abondante, survenant le matin au réveil, de couleur grisâtre, qui l'épuise beaucoup.

Le 6. — Elle souffre de douleurs générales; l'ascite est assez considérable; la plaie abdominale est guérie. La malade quitte l'hôpital.

OBSERVATION XLIV.

Par M. RICHELOT. (Société de Chir., mai 1894.)

*Cancer de l'estomac — Laparotomie exploratrice —
Grande amélioration.*

En 1886, j'ai opéré (hôpital Saint-Antoine) un homme de cinquante-deux ans, cachectique, atteint de dysphagie œsophagienne extrêmement grave, que j'attribuais à un rétrécissement de l'œsophage, probablement de nature cancéreuse.

Je fis la laparotomie, dans l'intention de pratiquer la gastrotomie, et je trouvai la paroi antérieure de l'estomac absolument infiltrée de cancer.

Les adhérences étaient telles qu'il me fut impossible d'attirer l'organe au dehors pour établir une bouche. L'intervention resta purement exploratrice.

Peu de temps après, cet homme, dont la dysphagie était extrême, mangeait de la viande et quittait l'hôpital très amélioré.

OBSERVATION XLV.

Par M. RAYMOND. (Société de Méd. et de Pharm. de la Haute-Vienne,
1er semestre 1892.)

Tumeur de l'estomac — Laparotomie exploratrice — Amélioration.

Femme atteinte d'une tumeur de l'estomac avec vomissements. A la suite d'une laparotomie médiane, on constata que la tumeur occupait toute la paroi stomacale, alors qu'on espérait la trouver isolée.

On referma l'abdomen, et les vomissements cessèrent presque complètement pendant les quinze jours qui suivirent l'opération.

OBSERVATION XLVI (inédite).

(Due à l'obligeance de M. le professeur DEMONS.)

Cancer du pylore avec envahissement de la paroi antérieure de l'estomac — Laparotomie avec espoir de faire la gastro-entérostomie — Laparotomie simplement exploratrice par lésion trop considérable — Sortie de l'hôpital au bout de quelques jours.

François S..., cinquante-deux ans, tonnelier.

Antécédents héréditaires. — Nuls. Père inconnu. Mère morte à cinquante-huit ans d'une affection ignorée. Rien à signaler dans ses antécédents collatéraux.

Antécédents personnels. — Le malade, très affirmatif, n'accuse aucun antécédent personnel, sauf une chute qu'il a faite, le 24 juin 1870, à l'âge de trente ans. Il tomba d'une hauteur de vingt pieds, et dut s'aliter pendant trois mois.

Il a remarqué que, depuis cet accident, la miction est toujours restée pénible, et il s'est établi une constipation opiniâtre; de plus, lorsqu'il est pris du besoin d'aller à selle, il lui est impossible de retenir ses matières, quelque effort qu'il fasse. La marche est devenue aussi plus difficile. Il marche sur les talons (en particulier de la jambe droite); et la sensibilité des membres inférieurs, abolie immédiatement après l'accident, a été très longue à reparaître.

L'affection pour laquelle le malade entre à l'hôpital, le 3 octobre 1892, a débuté vers le mois de janvier de la même année. A cette époque, l'appétit, qui jusque-là avait été moyen, s'est mis à diminuer dans des proportions telles que c'est le premier signe qui ait attiré son attention.

Au mois de février, le malade éprouve un grand chagrin qui l'ébranle fortement pendant une quinzaine de jours et auquel il songe constamment. A ce moment, l'appétit disparaît presque complètement; il se produit en même temps des éructations gazeuses d'une odeur désagréable; cependant, les digestions se font encore assez bien et cet état dure jusque vers la fin mai, n'ayant amené chez le malade qu'un amaigrissement de quatre à cinq livres par mois.

L'appétit a alors complètement cessé; les digestions ne se font plus; aussitôt après avoir pris des aliments qui consistent en œufs, poissons, viandes blanches, le malade éprouve une tension énorme du côté du creux épigastrique, en même temps qu'une sensation de brûlure intense dans la même région. Tout l'hypocondre gauche est ballonné, et le malade semble entendre des *bouillonnements* à ce niveau.

Il lui est impossible de rejeter le contenu de son estomac, quelque artifice qu'il emploie. Il rend de temps en temps, par la bouche, des gaz qui dégagent une odeur fétide, qui l'empoisonnent, comme il le dit lui-même.

Le malade a alors recours au tube de Faucher pour évacuer son estomac et le laver avec de l'eau bicarbonatée. Il éprouve ainsi un grand soulagement; et, depuis, il pratique ce lavage tous les jours et suit le régime lacté. Cet état persiste jusqu'à son entrée à l'hôpital; il n'a jamais eu ni hématémèse, ni méléna. Cependant, il a, de temps en temps, de petits crachotements, surtout quand il sent son estomac rempli, ce qui est pour lui l'indice qu'il va falloir en évacuer le contenu.

Le malade, qui pesait 150 livres au mois de mai, ne pèse plus, vers le 20 septembre, que 120 liv. 50.

État actuel. — Homme de taille moyenne, très amaigri et très faible.

Estomac. — Au moment où nous l'examinons, ce malade a pris, depuis la dernière évacuation, deux litres et demi de lait.

Toute la région de l'hypocondre gauche est le siège d'une voussure très manifeste se perdant insensiblement, en haut, sous le rebord des fausses côtes; en dedans, sur la ligne médiane, et, en bas, sur une ligne horizontale, passant à deux travers de doigt au-dessus de l'ombilic. Tout le creux épigastrique, qui présente sa dépression normale (peut-être un peu accentuée), est le siège de battements isochrones à ceux du pouls qui paraissent dus à la transmission des mouvements du cœur. Cette dépression est la conséquence d'une subluxation en arrière de l'appendice xiphoïde.

Palpation. — Sensation de rénitence, de tension au niveau de la voussure sus-indiquée et qui paraît due à la paroi antérieure de l'estomac appliquée contre la paroi abdominale. La palpation est à peine sensible. La percussion de l'estomac est difficile à cause même de sa tension. Cependant, on peut mesurer, dans sa plus grande hauteur, seize centimètres et, dans sa plus grande largeur, dix-sept centimètres et demi.

On sent, dans la fosse iliaque droite, une tumeur, longue de douze centimètres environ, située presque parallèlement à l'arcade de Fallope et à un travers de doigt et demi au-dessus d'elle, dont l'extrémité supérieure répond à l'épine iliaque antérieure et supérieure, et l'extrémité inférieure à deux travers de doigt de la ligne blanche.

Son volume est de la grosseur d'un goulot de bouteille; elle est dure, bosselée, et se déplace assez facilement de bas en haut; elle est sensible à la pression, mais pas douloureuse.

On ne trouve d'engorgement ganglionnaire ni dans les aines ni dans les aisselles. Dans le creux sus-claviculaire droit seulement on sent, immédiatement au-dessus de la clavicule, trois ou quatre petites masses arrondies qui paraissent être des ganglions augmentés. Rien au cœur ni aux poumons.

Opération le 11 octobre 1892. — Lavage de l'estomac à l'eau bori_ quée au moyen du tube de Faucher, une demi-heure avant l'opération. Chloroformisation prudente. La résolution musculaire est obtenue sans incidents.

Un nouvel examen est alors pratiqué : La voussure signalée plus haut a fait place à une dépression occupant tout le creux épigastrique. Profondément, on perçoit, au-dessous de l'appendice xiphoïde, une tumeur arrondie de la grosseur d'une noix; et, au-dessus, à gauche, une masse étendue en nappe, dure, lisse, longeant tout le rebord des fausses côtes.

Laparotomie. — Incision allant de l'appendice xiphoïde à l'ombilic et comprenant les différentes couches de la paroi abdominale. Hémostase soigneuse. Les lèvres du péritoine, sectionnées, sont saisies et maintenues au moyen de pinces à forcipressure. On constate alors que toute la région pylorique de l'estomac et une grande partie de la face antérieure sont envahies par une tumeur dure, lisse, de nature carcinomateuse, avec noyaux secondaires dans l'épiploon : le pylore représente une sorte de cylindre dur, replié sur lui-même, ayant perdu toute espèce de souplesse.

Masse ganglionnaire énorme au niveau de la bifurcation des vaisseaux iliaques et correspondant à la masse signalée, par l'examen physique, au-dessus du pli de l'aine. On est obligé de modérer le chloroforme, à cause de l'état de pâleur du patient et de la faiblesse du pouls.

En présence de lésions aussi considérables et d'un état de fixité et de dureté aussi grande de la paroi antérieure de l'estomac, on est obligé de renoncer à la gastro-entérostomie et de refermer la plaie abdominale par un double surjet au catgut, comprenant le péritoine et la partie musculo-aponévrotique, et une série de points de suture aux crins de Florence. Pansement à la pâte de Socin.

Les suites de la plaie opératoire furent des plus simples; mais, quelques jours après son opération, le malade quitta le service sans avertir personne.

Examen du suc gastrique. — 6 octobre 1892 : repas d'épreuve à huit heures; tubage à neuf heures et demie.

Les quantités indiquées sont celles trouvées dans cent centimètres cubes de suc gastrique et sont exprimées en milligrammes d'acide chlorhydrique :

1° Réactions non colorées : Le papier de tournesol bleu indique un liquide très acide;

2° Réactions colorées : Coloration violacée intense indiquant une peptonisation à peu près nulle des albuminoïdes. Trace infinitésimale de Syntonine.

	gr.	Valeurs normales.
A. Acidité brute du liquide.........	0,288	»
Acidité organique ($\alpha = 1,92$)	0,129	0,86
A'. Acidité vraie	0,139	0,189
T. Chlore total..................	0,313	0,321
F. Chlorures minéraux............	0,153	0,109
H. Acide chlorhydrique libre.......	0,020	0,044
C. Chlorures organiques...........	0,139	0,168

Il y a une diminution de plus de moitié dans la quantité d'acide chlorhydrique libre, et, en revanche, une très forte proportion d'acides organiques de fermentation.

OBSERVATION XLVII (inédite).

(Due à l'obligeance de M. le professeur DEMONS.)

Cancer du pylore — Laparotomie exploratrice — Gastro-entérostomie deux mois après — Mort.

Catherine D..., quarante-huit ans, cultivatrice, entrée à l'hôpital le 25 mai 1894.

Cette malade n'a ni antécédents héréditaires ni antécédents personnels; elle s'est toujours bien portée jusqu'au mois de septembre 1893, époque à laquelle elle reçut, de son mari, un coup de pied au creux épigastrique. Elle ressentit dès lors à cet endroit, et d'une façon intermittente, une douleur sourde qui survenait deux heures après chaque repas. La malade n'eut jamais de vomissements, ni d'hématémèse, ni de méléna (cependant, au dire de la famille, elle aurait eu, deux jours avant son entrée à l'hôpital, plusieurs vomissements très abondants de matière semblable à du marc de café).

L'appétit ne tarda pas à se perdre et les forces diminuèrent considérablement.

Actuellement, la malade a l'air cachectique et présente un teint jaune paille; depuis le mois de février 1894, elle a constaté la présence d'une tumeur mobile au niveau du bord libre des fausses côtes.

Cette tumeur, qui occupe encore la même place, présente le volume d'un gros œuf de poule, est un peu allongée transversalement, légèrement mobile de haut en bas et de droite à gauche, et un peu douloureuse à la pression. Il n'existe pas de dilatation de l'estomac.

L'examen du suc gastrique n'a pas été pratiqué.

Laparotomie exploratrice le 31 mai 1894.

La malade a, sous le chloroforme, une hématémèse très abondante. On découvre un néoplasme entourant le pylore, en forme d'anneau, et s'étendant un peu sur la face antérieure et sur la grande courbure de l'estomac.

On referme le ventre, et la malade se remet de son opération, sans accident et sans fièvre.

Le 24 juillet, nous examinons de nouveau la malade. Depuis dix ou quinze jours elle ne prend que du lait ou du bouillon ; elle vomit presque chaque fois ces aliments, une heure après leur ingestion, sauf deux ou trois fois par jour où elle les tolère.

La malade se plaint continuellement du creux épigastrique ; elle a eu, les jours précédents, quelques hématémèses, mais pas de méléna ; le lavage de l'estomac n'a pas été fait la veille, la malade étant trop fatiguée.

A la palpation, la tumeur paraît avoir augmenté de volume et envahir la paroi antérieure de l'estomac ; elle est parfaitement mobile.

Une intervention ayant été décidée, la malade prend, la veille et l'avant-veille, un lavement au séné et un bain au sublimé ; on fait la chloroformisation et un nettoyage antiseptique.

Une incision est pratiquée sur la ligne médiane, de l'ombilic à l'appendice xiphoïde ; le péritoine ouvert, l'épiploon apparaît ; on cherche l'estomac en se guidant sur le foie. L'estomac est saisi avec une pince à mors flexibles et garnis de caoutchouc, une ponction est faite au moyen du trocart à ovariotomie, et il s'évacue une assez grande quantité de liquide roussâtre et noirâtre ; on fait une injection dans l'estomac, par le trocart, de quatre seringues d'eau boriquée ; la quatrième ressort claire.

L'orifice stomacal est fermé au moyen d'une pince à mors garnis de caoutchouc ; on effondre l'épiploon, on cherche la première anse du jéjunum, à gauche de la colonne vertébrale ; puis, effondrant le mésocôlon transverse, on la passe à travers cet orifice et on la saisit au moyen d'une pince à mors garnis de caoutchouc.

On termine l'opération de la gastro-entérostomie au moyen du bouton de Murphy.

Nous supprimons ici les derniers détails de l'opération, n'ayant à nous occuper que de la première subie par la malade.

Tout marcha très bien pendant cinq jours. On avait cessé les lavements alimentaires et la malade prenait du lait et du bouillon, qu'elle digérait très bien et sans souffrance, lorsque, le 30 juillet, elle éprouva une sensation de malaise général et une douleur au niveau de la plaie abdominale. Le pansement était un peu traversé. La malade vomit, à deux reprises, le bouillon qu'elle venait de prendre.

Le 31 juillet, le pansement fut défait; on trouva de la suppuration superficielle, les points de suture avaient lâché, la peau était décollée; le doigt, introduit, ne constata pas de communication avec la cavité abdominale; le pus qui s'écoulait n'avait pas d'odeur intestinale.

L'abdomen devint très douloureux, légèrement tendu, la langue sèche et le pouls petit. Il se produisit des vomissements alimentaires et bilieux fréquents.

Piqûre de caféine. Inhalations d'oxygène.

La malade mourut vers minuit.

Observation XLVIII.

Par M. Treves. (*British med. Journal,* février 1889.)

Cancer du pylore — Laparotomie exploratrice — Amélioration inespérée.

M. Treves a rapporté à la Société de Médecine de Londres un cas de cancer du pylore dans lequel l'incision exploratrice a produit une amélioration temporaire si marquée, qu'on en était arrivé à douter du diagnostic.

Observation XLIX.

Par M. Bland Sutton. (Thèse de Lascoutx, Lyon, 1894.)

Tumeur intestinale — Laparotomie exploratrice — Guérison.

Femme âgée de cinquante-deux ans qui présentait des symptômes d'occlusion intestinale à la région du côlon descendant.

L'S iliaque, tuméfiée, avait contracté des adhérences avec l'utérus, qui était également augmenté de volume. L'opérateur crut à l'existence d'un cancer de l'intestin; mais la malade guérit complètement après une laparotomie exploratrice.

Observation L.

Par M. Greig Smith. (*British med. Journal,* 17 janvier 1891.)

Tumeur intestinale — Laparotomie exploratrice — Guérison.

Homme de vingt-cinq ans arrivant avec des phénomènes d'occlusion intestinale dus, en apparence, à une tumeur volumineuse de l'hypogastre.

M. Smith fait la laparotomie et trouve une tumeur de l'intestin, probablement de nature maligne, entourée d'adhérences qui la fixent aux organes voisins.

L'extirpation étant jugée impossible, on se contente d'établir un anus artificiel. Or, après l'opération, la tumeur se mit à diminuer; et quand, six mois après, on rouvrit le ventre pour faire l'entérorraphie, on ne trouva plus de néoplasme : il avait complètement disparu.

Cinq ans après, le malade jouissait encore d'une excellente santé.

OBSERVATION LI (résumée).

Par M. TERRILLON. (Clinique chirurgicale, 1889) [1].

Tumeurs malignes de l'abdomen et ascite — Incision exploratrice — Cancer généralisé du péritoine — Guérison de l'opération — Mort un mois après, par les progrès de la maladie.

Femme de cinquante-deux ans chez laquelle nous avons reconnu, après l'incision, l'existence d'un cancer généralisé du péritoine. Et cependant nous n'avions pas trouvé cliniquement les signes ordinaires de cette affection, c'est à dire l'ascite hémorragique et la cachexie.

En outre, on sentait dans le flanc droit plusieurs masses arrondies, dont une, plus proéminente, correspondait à la région de l'ovaire. J'ajouterai que le liquide, retiré par la ponction, contenait de la paralbumine.

Il était donc nécessaire, en présence de ces signes, de faire une incision exploratrice pour se rendre compte de la nature de la tumeur et des chances opératoires qu'elle pourrait donner. Les suites de l'opération ne furent marquées par aucun accident. La malade mourut un mois après, emportée par les progrès de la maladie.

OBSERVATION LII.

Par M. VILLAR. (Congrès de Rome, 1894. *Archives prov. de Chir.*, 1894.)

Tumeur maligne du mésentère — Laparotomie exploratrice — Diminution considérable de la tumeur après l'opération.

La nommée K... (Adeline), âgée de trente-huit ans, entre à l'hôpital Saint-André au mois d'août 1892.

Rien de particulier à signaler dans ses antécédents héréditaires. Ses antécédents personnels sont également nuls; elle n'a jamais fait de maladie.

[1] Observation publiée en entier dans la thèse de Carilian, Paris, 1885.

Réglée à l'âge de quatorze ans; menstruation toujours normale et régulière. La malade n'est pas mariée.

Il y a trois mois environ, apparition d'une diarrhée qui persiste encore lors de l'entrée à l'hôpital; deux ou trois selles par jour se produisent.

Vers le 15 juin (il y a deux mois environ), la malade constate l'existence, au niveau du côté gauche du ventre, d'une petite tumeur du volume d'une noix. Cette tumeur va en augmentant; et un mois plus tard, au dire de la malade, elle avait beaucoup augmenté de volume.

J'ajoute que la nommée K... maigrissait à vue d'œil et qu'elle perdait ses forces.

L'appétit avait considérablement diminué; pas de vomissements.

L'augmentation rapide du ventre et l'aggravation de l'état général décident la malade à entrer à l'hôpital.

État actuel. — Quoique amaigrie, elle ne présente pas le teint cachectique; elle a même assez bonne mine et ne marque pas son âge.

En l'examinant, on constate tout d'abord, à l'inspection, que le ventre est volumineux, surtout du côté droit.

Par la palpation, on reconnaît immédiatement l'existence d'une tumeur dont voici les caractères : verticalement, elle dépasse l'ombilic de trois travers de doigt; dans le sens transversal, elle occupe le côté droit du ventre, mais répond aussi à la ligne médiane, qu'elle dépasse même nettement à gauche; en outre, on sent qu'elle plonge dans l'excavation pelvienne; son volume est donc considérable.

Cette tumeur est dure, très irrégulière, assez mobile latéralement.

La percussion dénote l'existence de zones mates et de zones sonores; la pression exercée sur elle détermine en certains points le phénomène du gargouillement.

Le toucher fournit les renseignements suivants : l'hymen est intact; le col, petit, conique (col de nullipare), est très abaissé et se trouve presque à l'entrée de la vulve.

Les mouvements de latéralité imprimés à la tumeur par le palper abdominal, se transmettent directement au doigt qui appuie sur le col de l'utérus.

Rien du côté de la miction.

La malade se plaint à peine de quelques petites douleurs abdominales qui surviennent de temps à autre; elle est surtout gênée par des douleurs de rein.

Le diagnostic de la nature de la tumeur que portait notre malade n'était pas à discuter; il s'agissait évidemment d'une tumeur maligne. Mais quel était son siège? Aux dépens de quel organe s'était-elle développée? C'était là le point difficile, car nous pouvions avoir affaire à un néoplasme de l'ovaire et du mésentère. Je tiens à dire, dès maintenant, que ce diagnostic du siège précis de la lésion n'a pu être fait, même après la laparotomie, ce qui se comprend d'ailleurs, étant donnés le volume et les connexions de la tumeur.

Quelle conduite tenir en présence d'une aussi volumineuse tumeur maligne? J'étais fort embarrassé, et je consultai un de mes collègues qui me conseilla de ne rien faire.

Malgré cet avis défavorable à l'intervention, après avoir étudié la malade pendant treize jours, je me décidai à pratiquer une laparotomie exploratrice, qui devait me permettre de bien me rendre compte de l'étendue de la tumeur, de ses connexions, etc. Et puis, en supposant que toute intervention fût impossible, je me demandai si la simple incision abdominale ne pourrait pas amener une amélioration.

Opération. — L'opération fut pratiquée le 30 août 1892. Le ventre une fois ouvert, je tombai sur une tumeur énorme, très dure, recouverte de grosses veines dilatées, et adhérente, d'une part à l'intestin, de l'autre à la paroi abdominale dans sa partie inférieure.

Inutile d'ajouter que, sans insister, je suturai aussitôt mon incision abdominale.

Les suites de l'opération furent très simples.

Mais voici le côté important de mon observation : lorsque je fis le premier pansement, six jours après l'opération, je constatai que la tumeur avait beaucoup diminué de volume, et je le fis constater aussi aux élèves. Cette diminution alla en s'accentuant à tel point que, quinze jours après l'opération, il fallait, en somme, bien palper pour sentir la tumeur. Le fait a été constaté de même par les élèves et par des confrères qui venaient dans le service.

La malade quitta l'hôpital vers le 18 ou 20 septembre, pour rentrer dans son pays. J'ai eu, depuis, de ses nouvelles, ce qui m'a permis de compléter mon observation.

Voici d'abord ce que m'écrivait sa tante, après son arrivée dans son pays : « La malade dort bien et mange avec plaisir. Elle reste levée une partie de la journée et marche seule dans la chambre. »

De son côté, le médecin de la malade, M. le Dr L. Moline (de Nérac), a eu l'extrême obligeance de me tenir au courant de la situation. Voici ce qu'il m'écrivait à l'occasion du retour de la malade à Nérac : « A son retour de Bordeaux, je constatai que la tumeur, pour laquelle j'avais porté le diagnostic de tumeur maligne du mésentère, avait considérablement diminué de volume. »

Malheureusement, ce beau résultat n'a pas duré bien longtemps; la régression n'est pas allée en s'accentuant; la tumeur a repris son volume primitif; l'état général, qui s'était amélioré après l'opération, est devenu de plus en plus mauvais; et la cachexie cancéreuse faisant des progrès incessants, la malade a succombé le 6 mai 1893, c'est à dire plus de huit mois après mon intervention.

Observation LIII.

Par M. Bazy. (Société de Chir. octobre 1891.)

*Adénopathies mésentériques — Laparotomie exploratrice —
Guérison.*

Homme de quarante-deux ans, C. P..., marchand de vin, à qui j'ai
fait, le 4 octobre 1890, une cure radicale de hernie inguinale droite. Il
sort guéri et se portant très bien. Quelque temps après, il se plaint de
malaises indéfinissables qui durent une huitaine de jours et cessent,
puis reparaissent avec un état de gravité suffisant pour nécessiter de
nouveau son entrée à l'hôpital Beaujon.

Il est atteint de fièvre, de vomissements, de diarrhée. M. Guyot, dans
le service duquel il est placé, constate l'existence d'une tumeur intra-
abdominale au niveau de l'ombilic; il se demande si ce ne serait pas une
épiploïte, déterminée par la ligature de l'épiploon au moment de l'opération de cure radicale; mais je consulte l'observation du malade et je
constate qu'il n'y a pas eu de ligature de l'épiploon.

Les accidents continuant, la situation devenant critique et menaçant
de se dénouer à bref délai par la mort, M. Guyot et moi sommes d'accord
qu'il serait bon de faire une incision exploratrice.

Cette incision est faite le 1er décembre avec l'aide de mes internes.

L'incision mesure huit centimètres et porte mi-partie au-dessus,
mi-partie au-dessous de l'ombilic, juste au niveau de la tumeur.

L'abdomen ouvert, je constate une tumeur avec les caractères que
nous lui avions déjà trouvés, c'est à dire une tumeur du volume de la
moitié d'un poing d'adulte, légèrement bombée à la surface, rétro-péritonéale, dure et adhérente à la colonne vertébrale.

Je pense que nous sommes en présence d'adénopathies mésentériques
symptomatiques d'un épithélioma localisé de l'intestin, et je me hâte de
refermer le ventre en portant un diagnostic grave.

Suivant mon habitude, je fais trois plans de sutures, les deux profonds
au catgut en surjet, le superficiel au crin de Florence.

J'avoue que je suis étonné, les jours suivants, en voyant mon malade
aller bien; car les interventions chirurgicales *in extremis*, chez les néo-
plasiques, guérissent rarement.

Au sixième jour, en regardant et en palpant la région opératoire, je
crois sentir une diminution de volume de la tumeur.

Lorsque, le quatorzième jour, le malade quitte l'hôpital, la tumeur
avait presque disparu.

J'avais eu de ses nouvelles et j'avais appris qu'il se portait bien.

Pour pouvoir donner son observation, j'ai voulu le revoir; il est venu
me trouver ce matin, et j'ai constaté les faits suivants :

Santé générale excellente. La cicatrice de la laparotomie exploratrice est parfaite, sans la plus petite nuance d'éventration, et, en arrière, on ne voit aucune tumeur.

Du côté de la hernie, le résultat est absolu. La paroi est tout à fait résistante et même plus résistante que du côté opposé.

Observation LIV.

Par M. Michaux. (Société de Chir., mai 1894.)

Kystes hydatiques multiples — Heureuse influence de la laparotomie exploratrice.

J'ai observé, chez une jeune fille, à la suite d'une ponction d'un kyste hydatique du foie, une telle généralisation qu'il n'était pas possible de songer à enlever tous les petits kystes disséminés dans l'abdomen; la laparotomie est restée exploratrice, et cependant la guérison a été obtenue.

Ce cas est curieux; car, quoique le gros kyste ait été ponctionné, on peut admettre que la laparotomie exploratrice a eu une heureuse influence sur sa guérison et qu'elle a empêché le développement des petits kystes.

Observation LV.

Par M. Delbet. (Société d'Anat., novembre 1892.)

Tumeur du foie — Laparotomie exploratrice — Guérison.

Enfant de deux ans et demi qui eut de la fièvre et le ventre douloureux. Au-dessous du foie, on constatait une tumeur lisse et régulière. Pas de diagnostic précis.

L'auteur pensait à syphilis ou à sarcome.

La laparotomie démontra que la tumeur était constituée par le foie lui-même, très augmenté de volume; la vésicule était normale.

On trouva des ganglions lymphatiques engorgés. On se borna à enlever un fragment de ganglion dont l'examen histologique ne permit pas de préciser la nature de la lésion hépatique.

Or, il y eut guérison à la suite de cette opération.

Dès le troisième jour, l'enfant avait repris sa gaieté.

L'auteur pensa alors à la syphilis; le médecin traitant refusa le traitement spécifique.

Malgré cela, le foie diminua considérablement, et il fallut aller le chercher sous le rebord des fausses côtes.

Deux mois et vingt jours après l'opération, cet enfant était totalement

guéri; mais, quelques jours plus tard, trois gourmes apparurent sur le
cuir chevelu, montrant bien qu'il s'agissait d'un cas de syphilis
hépatique.

OBSERVATION LVI.

Par M. LAWSON TAIT. (*Edinburgh med. Journal*, novembre 1888.)

Tumeur du foie — Laparotomie exploratrice — Guérison.

Femme âgée de cinquante-quatre ans se présentant avec des symptômes qui avaient fait diagnostiquer, chez elle, des calculs biliaires.

En la voyant, l'auteur pensa à un cancer du foie. Il fit une incision
exploratrice et trouva cet organe couvert de gros noyaux indurés; l'un
d'eux affecté d'une forme qui l'avait fait confondre avec la vésicule
biliaire distendue. Il ne toucha à rien, se contenta d'examiner attenti-
vement, et, d'après l'un des nodules, crut son diagnostic confirmé.

Cependant, la malade guérit parfaitement; et, tout dernièrement, elle
se portait encore très bien, quoiqu'on lui eût à peine donné pour quelques mois de vie.

OBSERVATION LVII.

Par M. VILLAR. (Congrès de Rome, 1894. *Archives prov. de Chir.*, 1894.)

*Tuberculose du foie — Laparotomie exploratrice — Légère amélio-
ration — Mort deux mois et demi après l'opération.*

M. X..., âgé de trente-quatre ans, médecin; il est marié et n'a pas
d'enfants.

Son père, assez âgé, paraît se bien porter; je connais trois frères du
malade qui sont en bonne santé.

A la fin de l'année 1890, M. X... a commencé à tousser d'une toux
spéciale, fatigante, toux de gorge; pendant l'hiver 1890-1891, cette toux
persiste en s'accentuant et la voix devient rauque, cassée, éteinte par
moments. En même temps, le malade s'amaigrit.

Au mois de janvier 1891, M. X..., qui se sentait essoufflé depuis
longtemps déjà, remarque que son ventre augmente de volume du côté
droit, dans la région du foie. Il consulte M. le professeur Picot, qui
songe à un kyste hydatique du foie. Nous pratiquons ensemble une
ponction qui ne donne rien, si ce n'est quelques gouttes de sang.

M. le Dr Dudon, appelé en consultation, pratique à son tour une
ponction qui donne le même résultat que la précédente.

Nous abandonnons donc le diagnostic de kyste hydatique, pour nous
arrêter à celui de tumeur maligne, de cancer du foie.

L'examen des urines nous ayant appris que le taux de l'urée était
normal, notre diagnostic de cancer devint un peu hésitant. Aussi, après

une nouvelle consultation, fut-il décidé qu'on pratiquerait une laparotomie exploratrice.

Je procédai à cette opération avec le précieux concours de mon très distingué collègue des hôpitaux, M. le Dr Dudon, en présence de M. le professeur Picot.

La paroi abdominale incisée, au niveau du foie hypertrophié, nous constatâmes, au niveau de la face supérieure de l'organe, l'existence de plaques jaunâtres, lesquelles, d'après l'avis du professeur Picot, étaient de nature tuberculeuse. Nous nous trouvions en présence d'une affection rare : la tuberculose du foie.

Le ventre fut aussitôt refermé. Je n'ai rien de bien particulier à signaler au point de vue des suites opératoires; le malade put rentrer chez lui quelque temps après l'opération, et il sembla s'être un peu amélioré.

Mais bientôt la faiblesse l'emporta, et M. X... mourut environ deux mois et demi à trois mois après avoir été opéré.

OBSERVATION LVIII.

Par M. LE DENTU. (Société de Chir., février 1893.)

*Tumeur de la vésicule biliaire — Laparotomie exploratrice —
Heureuse influence de l'opération.*

Femme opérée, en octobre 1892, pour une tumeur attribuée : par les uns, au foie, parce qu'elle suivait les mouvements respiratoires; par les autres, au rein, à cause du ballottement.

M. Le Dentu ne se prononça pas et la laparotomie le conduisit sur une vésicule rétractée, entourée d'adhérences.

L'intervention se borna à rompre ces adhérences, à libérer le côlon; et après cela la tumeur subit une régression très nette.

OBSERVATION LIX.

Par M. MARCHAND. (Société de Chir., novembre 1892. — Présentée au nom
de M. Raymond, de Limoges.)

Hypertrophie de la rate — Laparotomie exploratrice — Guérison.

Femme âgée de trente-huit ans, malade depuis deux ans.

Rien de particulier dans ses antécédents, sauf des accidents palustres à l'âge de sept ans.

Ascite considérable ayant résisté à plusieurs ponctions. Après une de ces ponctions, on avait constaté, dans l'hypocondre gauche, une tumeur aplatie paraissant mobile, et dont le siège pouvait être localisé à la rate.

Il y avait un état fébrile continu. La respiration était presque constamment gênée, de l'œdème des membres inférieurs s'était manifesté; et, devant l'évidence d'une terminaison fatale, on décida l'ablation de la rate.

A l'ouverture de l'abdomen, on trouva une rate volumineuse, simplement hypertrophiée, et la laparotomie resta exploratrice.

Le lendemain, un mieux sensible se déclara; il se produisit une
véritable polyurie, qui dura plusieurs jours, et l'œdème disparut, ainsi
que l'ascite.

La tumeur diminua de volume progressivement, et quelques mois
plus tard, elle avait presque disparu.

OBSERVATION LX.

Par M. RAYMOND. (Société de Médec. et de Pharm. de la Haute-Vienne,
1er semestre 1892.)

Tumeur de la rate — Laparotomie exploratrice — Guérison.

Femme présentant une tumeur de la rate tellement adhérente au
côlon transverse, à l'épiploon et surtout au diaphragme qu'il fut impossible de la libérer.

Après lavage du péritoine, on referma l'abdomen.

Un mois plus tard, la malade sortait guérie.

Un nouvel examen, fait deux mois après l'opération, fit reconnaître
une diminution considérable de la rate.

OBSERVATION LXI.

Par M. LAWSON TAIT. (*Edinburgh med. Journal*, novembre 1888.
Lascoutx, thèse, Lyon, 1894.)

Cancer du pancréas — Laparotomie exploratrice — Guérison.

Femme de quarante-neuf ans. Elle souffrait depuis plusieurs mois et
des médecins avaient diagnostiqué : « calculs biliaires ». On pouvait, en
effet, délimiter une tumeur qui paraissait être la vésicule biliaire.

L'auteur l'examina et pensa que cette tumeur était trop bas. De plus,
elle adhérait à la partie profonde de l'abdomen. Il en conclut qu'il avait
affaire à une tumeur de la tête du pancréas. Connaissant depuis longtemps la malade, il la trouva si changée et d'un aspect si caractéristique,
qu'il ne conserva pas l'ombre d'un doute sur la nature cancéreuse de
l'affection.

L'incision exploratrice, faite pour éclairer le diagnostic, fit découvrir
une masse indurée à la tête du pancréas, parfaitement adhérente et
tellement typique que, sans même y enfoncer d'aiguille exploratrice,
l'abdomen fut refermé.

Au bout de quelques jours, la malade commença à se remettre; elle
recouvra toute sa santé en six ou sept semaines. On ne trouva plus de
trace de la tumeur. Après trois ans, son état s'était maintenu excellent.

Observation LXII (résumée et inédite).

(Due à l'obligeance de M. le professeur agrégé Villar.)

Tumeur maligne du petit bassin — Laparotomie exploratrice —
Guérison.

Mme X..., trente-cinq ans, souffre depuis plusieurs mois de violentes douleurs dans le bas-ventre.

Je suis appelé auprès de cette malade par mon excellent confrère M. le Dr Chavoix, et je constate ce qui suit :

Amaigrissement considérable, facies dénotant un état de souffrance prolongé. Par la palpation abdominale, je reconnais l'existence d'une tumeur dure, irrégulière, immobile, dépassant le pubis. Le doigt, introduit dans le vagin, tombe sur une tumeur présentant les caractères déjà signalés, c'est-à-dire dureté, irrégularité, immobilité.

La malade souffre atrocement; on est obligé de lui faire plusieurs piqûres de morphine par jour.

Étant donnés les caractères de la tumeur, je juge toute intervention inutile; mais, comme la malade continue à souffrir et parle d'en finir avec l'existence, je suis appelé de nouveau en consultation, environ deux mois après mon premier examen.

L'état général était devenu des plus précaires et la tumeur avait augmenté de volume.

Après discussion, nous décidons de pratiquer une laparotomie exploratrice.

L'opération fut faite dans les premiers jours de janvier 1896. Le ventre ouvert, je tombai sur une tumeur d'apparence maligne, adhérente à l'intestin, à la vessie et, en partie, à la paroi abdominale antérieure.

Le ventre fut aussitôt refermé. Les suites opératoires furent des plus simples. A partir du jour de l'opération, la malade n'éprouva plus de douleurs, et la morphine fut complètement supprimée.

J'ai revu cette malade au mois de juin, c'est-à-dire six mois après l'intervention. Elle avait engraissé au point d'être méconnaissable; elle n'éprouvait quelques douleurs que, de temps à autre, lorsqu'elle se fatiguait; enfin, par l'examen direct, on ne trouvait plus qu'une grosseur au fond de l'excavation pelvienne.

Observation LXIII.

Par M. Raymond. (Société de Méd. et de Pharm. de la Haute-Vienne, 1er semestre 1892.)

Tumeur pelvienne — Laparotomie exploratrice — Amélioration.

Femme ayant une tumeur pelvienne très volumineuse, très dure et provoquant de grandes douleurs.

M. Raymond fit la laparotomie; et, devant l'impossibilité d'enlever la tumeur, tellement elle était adhérente au bassin, il referma l'abdomen.

Après quelque temps, les douleurs disparurent et la malade put sortir de l'hôpital très soulagée.

OBSERVATION LXIV.

Par M. MOSETIG MOORHOF. (*Wiener med. Presse*, octobre 1888, n° 44.)

*Fibro-myome de l'utérus — Laparotomie exploratrice —
Guérison.*

Femme qui fut envoyée dans son service avec le diagnostic de myofibrome utérin. Elle se plaignait de troubles urinaires, de douleurs dans le bassin, de constipation et de métrorragies abondantes. A l'examen, M. Mosetig constata une tumeur solide, immobile, qui occupait tout le bassin et qui s'étendait jusqu'à deux travers de doigt au-dessous de l'ombilic. L'orifice utérin était comprimé d'arrière en avant, et le cul-de-sac postérieur était rempli par la tumeur, qui envoyait un prolongement dans le vagin. On fit la laparotomie le 7 octobre; après l'incision des téguments abdominaux, on constata facilement qu'il s'agissait, en effet, d'un myo-fibrome de l'utérus, très vasculaire et très volumineux. La surface de la tumeur, sous l'influence de l'exposition et du contact, devint très congestionnée, et des ecchymoses apparurent sur plusieurs points. Aussi M. Mosetig se décida-t-il à refermer le ventre sans extirpation. Les suites opératoires furent excellentes; et au bout de quinze jours, la plaie était guérie. Examinant la malade quinze jours après, il fut très surpris de trouver la tumeur diminuée de plus de la moitié; le repli de Douglas, rempli naguère par la tumeur, était redevenu libre. Depuis cette opération, la malade se trouve beaucoup mieux; et, de fait, la tumeur a beaucoup diminué, ne dépassant guère actuellement le volume du poing.

II. — ADHÉRENCES.

La laparotomie exploratrice exerce une action bienfaisante sur les adhérences pelviennes et intra-abdominales.

Les chirurgiens ont souvent ouvert l'abdomen avec l'intention de faire une opération radicale, et se sont trouvés en présence d'adhérences si compactes, qu'ils ont dû renoncer à les rompre et s'en tenir à la simple incision. Les résultats ont été néanmoins très satisfaisants, et les opérateurs ont eu la satisfaction de voir leurs malades souvent guéries et toujours améliorées.

M. Richelot est le premier qui ait signalé les avantages que l'on peut retirer d'une simple laparotomie exploratrice, dans les cas d'adhérences d'origine inflammatoire.

Il s'exprime ainsi, dans un article intitulé : « Les laparotomies exploratrices », publié dans la *Gazette des Hôpitaux,* 1891 : « Il est une forme d'affection où le soulagement est très prononcé; c'est cette forme de péritonite développée autour de l'utérus et de ses annexes, les immobilisant par des adhérences multiples, et à laquelle on peut donner le nom de processus fibreux du petit bassin.

» Tenter l'extirpation malgré ces adhérences, ce serait aller au-devant d'une mort presque certaine, par choc traumatique, tant l'opération est longue et laborieuse.

» Eh bien! plusieurs fois on a vu, après l'incision exploratrice, survenir une disparition complète de la fièvre, des douleurs et des troubles digestifs.

» On a même vu — fait plus surprenant encore — survenir peu de temps après une sorte de résolution locale, un véritable progrès dans la motilité utérine, dans l'assoupissement péri-utérin. »

Les quatre observations rapportées par cet auteur montrent en effet que la laparotomie simplement exploratrice peut rendre de grands services dans les cas d'adhérences intestinales et pelviennes (V. Obs. LXVII, LXXII, LXXIII, LXXIV); et celle très intéressante de M. Villar (Obs. LXXV) prouve la difficulté qu'il y a, pour le chirurgien, de faire la différence d'une tumeur solide d'une tumeur formée par des adhérences, et le bénéfice considérable que les malades peuvent retirer de l'intervention quand il s'agit d'adhérences péri-utérines.

M. Tipjakoff a également rapporté, en 1892 ([1]), trois observations de laparotomie pour adhérences péritonéales, entre l'utérus et ses annexes d'un côté, et l'intestin de l'autre.

([1]) Tipjakoff, Ueber peritoneal adhäsioner, drei Laparotomien (*Centralb. f. Gynäkol.*, 1892, n° 52, p. 1824.)

La section simple des adhérences fut suivie, dans les trois cas, de la disparition complète des troubles fonctionnels et généraux.

OBSERVATION LXV.

Par M. PÉAN. (*Leçons cliniques,* 1878, p. 657, Obs. 72. Thèse de Carilian, Paris, 1885.)

Tumeur intestinale — Ascite — Adhérences nombreuses — Incision exploratrice — Guérison de l'opération — Mort due aux progrès de la maladie.

Femme de trente-huit ans, présentant une tumeur abdominale qui avait fait croire à l'existence d'un kyste ovarique, et qui subit deux ponctions suivies d'injections iodées.

Vue plus tard par le professeur Nélaton, elle avait l'abdomen très distendu par du liquide, et on sentait, en certains points, une masse dure, irrégulière, bosselée, comme aréolaire.

M. Nélaton, trompé par les affirmations des médecins traitants, crut également à un kyste, et nous adressa la malade, pour l'opérer, le 5 novembre 1872.

Incision exploratrice. Écoulement d'une vingtaine de litres de liquide ascitique. La masse intestinale, les épiploons et le péritoine viscéral, colorés en rouge vineux et chroniquement enflammés sans doute par les injections iodées précédentes, sont agglutinés entre eux par des adhérences solides et fibreuses, et forment un seul paquet pelotonné sur lui-même (entéro-péritonite adhésive généralisée). Guérison de l'incision exploratrice. La malade succomba, quelques mois plus tard, aux progrès de l'entéro-péritonite adhésive.

OBSERVATION LXVI.

Par M. JABOULAY. (Thèse de Lascoutx, Lyon, 1894.)

Cancer du foie et du pylore — Adhérences multiples — Laparotomie exploratrice — Grande amélioration.

Un homme de cinquante ans, cocher, sans antécédents remarquables. Très affaibli, ayant des vomissements constants, il ne pouvait plus se nourrir.

Au palper, on sentait une masse assez bien circonscrite qui fit penser à un cancer du pylore.

On décida une intervention. Après l'incision médiane, on se trouva en face d'une masse énorme formée d'adhérences très tenaces entre le hile du foie, la petite courbure et le côlon transverse qui cachait l'estomac.

On ne put songer à les détruire; et, sans que le diagnostic en fût modifié, on referma l'abdomen.

Le soir même, le malade put prendre du lait; le surlendemain, au grand étonnement de tous, il avala un beefsteak. Il demanda à sortir de l'hôpital aussitôt que la cicatrice fut guérie.

Pendant cinq ou six mois, il reprit son ancien métier, mangeant et buvant comme par le passé, jusqu'à ce que, l'affection maligne ayant repris son cours, il revint à l'Hôtel-Dieu le 2 novembre de la même année. La tumeur était énorme.

Ce malade mourut de cachexie cancéreuse le 2 mars 1894.

L'autopsie démontra que la plus grosse lésion siégeait au foie, qui avait atteint le poids énorme de 4 kilogrammes.

On ne trouva au pylore qu'un petit nodule mobile très faible, sans analogie avec la lésion primitive.

OBSERVATION LXVII.

Par M. GOGGANS. (Southers surgical and gynecological Association.
Bulletin médical, 1892, p. 17.)

*Kyste du mésentère — Adhérences intestinales — Laparotomie —
Guérison.*

Jeune fille de vingt-un ans, souffrant du ventre depuis un an environ, mais chez laquelle l'augmentation de volume de l'abdomen n'avait été remarquée que depuis trois mois. Au début, on avait cru à de l'ascite; mais le diagnostic de tumeur abdominale ayant été établi, et l'état général devenant assez grave, on se décida à intervenir par une opération.

Le kyste était situé dans le côté gauche de l'abdomen; il s'étendait depuis l'hypocondre gauche jusque dans le bassin, et dépassait de cinq ou six travers de doigt la ligne médiane vers la droite. Une ponction, faite quelque temps avant la laparotomie, avait donné issue à un liquide noirâtre, contenant de l'albumine, des phosphates et des chlorures.

Après l'ouverture de l'abdomen, on constata que le kyste était inclus entre les deux feuillets du mésentère, et que plusieurs anses intestinales adhéraient à sa paroi. M. Goggans tenta d'abord d'en faire l'énucléation; mais, en présence des difficultés qu'il rencontrait, des hémorragies qui se produisaient, il dut rapidement y renoncer.

Il choisit alors une portion du kyste éloignée des vaisseaux et des anses intestinales, et incisa en ce point. Il s'écoula environ cinq litres d'un liquide noirâtre. La poche fut alors lavée largement à l'eau chaude, puis les lèvres de l'incision du kyste suturées à l'angle supérieur de la plaie abdominale, et un drain mis à demeure.

L'opération n'avait duré que vingt minutes, et la malade, au sortir de l'anesthésie, se trouvait en très bon état. A partir de ce moment, la cavité du kyste fut lavée trois ou quatre fois par jour, et le drain retiré progressivement. Pendant les premiers jours qui suivirent l'opération, survinrent des nausées et des vomissements. M. Goggans les attribua aux rapports de la paroi du kyste avec l'estomac et l'intestin, irrités par l'opération et les lavages. Cependant, la guérison ne fut nullement entravée, et elle devint complète en moins de trente jours.

Huit mois après, l'état général était excellent, la malade avait repris ses forces et avait notablement augmenté de poids.

Observation LXVIII.

Par M. Richelot. (*Bulletin de la Société de Chir.*, juillet 1891.
Thèse Lascoutx, Lyon, 1894.)

Adhérences intestinales — Laparotomie exploratrice — Guérison.

Femme de trente-cinq ans, souffrant d'accès douloureux depuis quatre ans, devenus très intenses depuis neuf mois.

Laparotomie le 6 avril 1891. — Ayant traversé une paroi chargée de graisse, je trouvai dans le petit bassin un magma d'adhérences inextricables, au milieu desquelles je parvins à énucléer péniblement un cylindre membraneux, que je pris d'abord pour la trompe; c'était la fin de l'intestin grêle, que je réintégrai bien vite à sa place, heureux de ne l'avoir pas déchirée, mais inquiet de l'avoir isolée, dépouillée de son mésentère et privée de ses vaisseaux, craignant un peu le sphacèle de la paroi intestinale.

Je renonçai alors à me débrouiller au milieu de ce processus fibreux, et je terminai l'opération en fermant l'abdomen.

Or, cette femme nous quitta le 26 avril, ne souffrant plus du tout; elle revint nous voir le 6 mai, et je pus m'assurer qu'il n'existait plus du tout de douleur et que les organes du petit bassin avaient repris en grande partie leur souplesse.

Je l'ai revue encore depuis cette époque, toujours guérie et ne se plaignant de rien.

Observation LXIX.

Par M. Ehstein. (Ueber ein durch einfach Laparotomie geheilten Fall von Peritonitia circumscripta. — *Prague med. Woch.*, 1892, n° 43, p. 507.)

Péritonite circonscrite (paranéphrite), guérie par la laparotomie exploratrice.

Femme de trente-six ans qui, un jour, fut brusquement prise de phénomènes d'obstruction intestinale et de péritonitisme, que l'auteur a cru pouvoir attribuer à la compression du gros intestin par une tumeur lisse, fluctuante, des dimensions d'une tête d'enfant, faisant saillie dans la région lombaire et l'hypocondre droits. Le diagnostic fut celui d'hydronéphrose du rein droit; et, l'intervention, décidée en principe, n'a dû être faite qu'après la disparition des phénomènes bruyants de la pression.

La laparotomie ne fut, en effet, faite que trois semaines après le début des accidents.

A l'ouverture de l'abdomen, on constata qu'il s'agissait bien d'une tumeur du rein droit; seulement, au lieu d'une hydronéphrose, on trouva une paranéphrite caractérisée par des exsudats fibrineux et des adhérences formant une masse compacte autour du rein.

L'auteur se contenta alors de libérer quelques adhérences, et on referma le ventre. L'intervention eut pour résultat la disparition progressive de la tumeur.

Pour l'auteur, le cas serait comparable aux paramétrites guéries par la simple laparotomie exploratrice.

OBSERVATION LXX.

Par M. ZWEIFEL. (*Berlin. Wochenschrift,* 1881, p. 329.)

*Tumeur abdominale — Adhérences — Laparotomie exploratrice —
Guérison.*

Margaretha M..., Tumeur très dure, peu mobile. La ponction permit de diagnostiquer un kyste dermoïde.

Après l'incision de la paroi abdominale, on trouva des adhérences multiples. On commençait à rompre ces adhérences, lorsqu'on vit que la tumeur était enclavée et que son extirpation était impossible. On referma la plaie, et la malade guérit très vite de cette intervention.

OBSERVATION LXXI.

Par M. POZZI. (Thèse de Lascoutx, Lyon, 1894.)

*Tumeur abdominale — Adhérences — Laparotomie exploratrice —
Guérison.*

Récemment, à l'hôpital, chez une jeune femme ayant une très grosse tumeur et un mauvais état général, j'ai trouvé des végétations et des adhérences partout, et j'ai dû me borner à une incision exploratrice, suivie d'un petit drainage à la gaze iodoformée. Cette malade, opérée depuis trois mois, est aujourd'hui comme ressuscitée.

Observation LXXII.

Par M. Pozzi. (Thèse de Lascoutx, Lyon, 1894.)

*Tumeur abdominale avec ascite — Adhérences — Laparotomie
exploratrice — Grande amélioration.*

Chez une malade qui avait une grosse tumeur et une ascite considérable, j'ai trouvé, après l'incision, un magma d'adhérences intestinales
et de nombreuses végétations de mauvaise nature répandues dans
l'abdomen.

J'ai refermé le ventre et fait un drainage avec la gaze iodoformée, non
sans avoir de grandes inquiétudes sur l'issue de mon intervention.

Or, la malade s'en est trouvée fort bien ; l'ascite est restée huit mois
sans reparaître et, après deux ans, mon opérée vivait encore.

Observation LXXIII.

Par M. Richelot. (*Bulletin de la Société de Chir.*, juillet 1891.)

Adhérences pelviennes — Laparotomie exploratrice — Guérison.

Femme de quarante ans qui, depuis six ans, a traversé toutes les
phases de la métrite compliquée de lésions des annexes, métrorragies,
douleurs, pelvi-péritonite à répétitions.

Elle ne présente aucun signe de tuberculose ; mais elle est pâle,
émaciée, faible au point de ne plus quitter son lit ; elle souffre continuellement, elle crie toute la nuit.

La température oscille de 38° à 39°5 ; il y a un peu d'albumine dans
l'urine. Très vive sensibilité à la palpation ; la malade est si maigre,
qu'il est très facile d'explorer la cavité pelvienne et de trouver l'utérus
immobile, enclavé au milieu d'une masse qui remplit le petit bassin et
présente une dureté ligneuse.

Impossible de rien distinguer dans cette masse, ni poche fluctuante,
ni forme organique déterminée.

En présence de telles lésions, une intervention radicale me parut
impossible, car la malade n'avait que le souffle. Or, elle me suppliait
d'intervenir ; un refus catégorique l'eût désespérée en lui montrant ce
que je pensais de l'avenir. Je résolus donc de faire un semblant d'intervention, c'est-à-dire une courte incision exploratrice, pour glisser un
doigt, constater le magma d'adhérences et fermer bien vite la plaie.
C'était lui donner l'illusion d'être opérée.

Cela fut fait le 6 février 1890. Ouverture de trois centimètres ; introduction de l'index, qui arrive sur une masse fibreuse où ne se recon-
naissent plus ni l'utérus ni les annexes ; aucun liquide n'est évacué ;

l'exploration dure une minute et la plaie est suturée; dix minutes d'opération en tout.

Chose curieuse, la fièvre tombe et ne se reproduit plus. La douleur cesse absolument, la malade est tranquille et reposée; au bout de quelques jours, un nouvel examen ne décèle aucune trace d'albumine; l'appétit renaît, la bonne mine et les forces reviennent. Elle quitte l'hôpital au bout d'un mois, complètement transformée.

Six mois plus tard, tout est souple dans la cavité pelvienne; elle travaille et ne souffre plus.

Un an après, la santé n'a subi aucune altération.

OBSERVATION LXXIV.

Par M. RICHELOT. (*Bulletin de la Société de Chir.*, juillet 1891.
Thèse de Lascoutx, Lyon, 1894.)

Adhérences pelviennes — Laparotomie exploratrice — Guérison.

Femme de trente-huit ans, opérée, le 12 mai 1891, pour des douleurs vives de l'abdomen et une leucorrhée très abondante.

Il existait des adhérences totales entre l'utérus et les annexes, et la laparotomie dut rester exploratrice.

Cette malade n'a plus aujourd'hui ni douleurs ni leucorrhée, et le succès thérapeutique est certain.

Deux mois après, très grande amélioration.

OBSERVATION LXXV.

Par M. RICHELOT. (*Bulletin de la Société de Chir.*, juillet 1891.)

*Adhérences de l'utérus et des annexes — Laparotomie exploratrice —
Guérison.*

Fille de vingt ans, entrée à l'hôpital en décembre 1890, dans un état très grave, éprouvant des douleurs très intenses.

Rétroflexion de l'utérus, qui est absolument immobile.

On fait la laparotomie.

A l'ouverture de l'abdomen, on trouve des adhérences telles, entre l'utérus et les annexes, qu'on doit renoncer à les rompre; on referme le ventre.

La malade se remet très bien et n'éprouve plus aucune douleur quand elle quitte l'hôpital.

Observation LXXVI.

Par M. Villar. (Congrès de Rome, 1894. *Archives prov. de Chir.*, 1494.)

*Adhérences péri-utérines formant tumeur — Laparotomie explo-
ratrice — Guérison.*

Marie X..., âgée de trente-un ans, concierge, sans antécédents
pathologiques.

Réglée à quatorze ans et toujours bien réglée, elle se marie à vingt-
trois ans. Accouchement deux ans après.

Depuis cet accouchement, sans souffrir beaucoup, la malade se plaint
de faiblesse dans le bas-ventre.

Il y a trois ans, elle est prise de douleurs atroces, douleurs qui
durent trois semaines. A la fin de cette crise, elle rend une assez grande
quantité de sang par l'anus et par le vagin ; dès ce moment, les douleurs
disparaissent et la malade reprend bientôt sa vie ordinaire.

Le 2 mars 1892, elle éprouve de nouveau des douleurs terribles dans
le ventre ; son état empirant de jour en jour, elle se décide, au mois
d'avril, à entrer dans un service de chirurgie de l'hôpital Saint-André.

Elle y est traitée, pendant deux mois, par le repos et des injections. Le
chirurgien qui soignait la malade, trouvant les lésions trop étendues et
jugeant l'état trop grave, n'avait pu se résoudre à entreprendre une
opération. Ce que voyant, la malade, qui a des idées de suicide, aime
mieux rentrer chez elle.

Au mois de juillet, elle revient de nouveau à l'hôpital et entre dans
un autre service ; ici encore on la traite par le repos et les injections.

État actuel. — Lorsque j'examine la malade, je constate ce qui suit :
Le palper abdominal est très douloureux, surtout à gauche. Par ce
palper, je reconnais l'existence, de ce côté, d'une tuméfaction dure et
volumineuse.

Le toucher fournit des renseignements très nets ; le col est déjeté à
droite et en haut, collé contre le pubis. Dans le cul-de-sac gauche existe
une masse énorme, de consistance dure ; et, en combinant le palper et
le toucher, je reconnais que cette masse fait corps avec la tuméfaction
sentie par le simple palper. Je trouve aussi, du côté droit, un empâtement très marqué, mais nullement comparable à la masse sentie à
gauche. L'utérus est complètement immobilisé.

Enfin, le doigt qui explore détermine une vive douleur des deux côtés.

La malade est très amaigrie, d'une pâleur cadavérique ; elle souffre
constamment du ventre ; le sommeil et l'appétit font complètement
défaut. Rien du côté de la poitrine.

La situation de la malade n'était donc pas très brillante, et je m'expliquai pourquoi les chirurgiens qui l'avaient vue avant moi n'avaient pas mis grand empressement à faire une opération.

Après avoir étudié la malade avec soin, je résolus de pratiquer la laparotomie.

Opération. — L'opération fut faite le 4 août. Je tombai sur un utérus entouré par un magma d'adhérences formant, surtout à gauche, une véritable tumeur. Je cherche à détacher quelques adhérences ; mais elles saignent abondamment, et puis, comme elles empiètent sur l'in testin et la vessie, je juge prudent de m'arrêter et je referme le ventre.

Suites. — Les suites opératoires sont extrêmement bénignes ; la malade souffre à peine pendant les deux jours qui suivent l'opération ; pas de vomissements ; un seul cathétérisme, la malade urinant seule dès le soir de l'opération.

J'enlève les fils le douzième jour ; réunion par première intention. La malade se lève le vingtième jour et quitte l'hôpital le 27 août, c'est à dire vingt-trois jours après l'opération.

A sa sortie, elle ne souffre plus du tout du ventre ; par le toucher, je constate que le col a repris en partie sa position normale et que l'empâtement des culs-de-sac a considérablement diminué.

J'ai, depuis, revu la malade à plusieurs reprises et j'ai pu constater que l'empâtement avait complètement disparu.

J'ai voulu la revoir une fois encore avant de publier cette observation ; or, voici ce que j'ai constaté, le 17 mars 1894, c'est à dire plus d'un an et demi après l'opération.

Le col est normal ; l'utérus a repris sa position normale ; il est bien mobile. On ne trouve absolument rien dans les culs-de-sac ; pas de douleur à la pression. Le palper abdominal, qui n'est pas douloureux, ne révèle pas l'existence de la moindre tuméfaction.

La malade ne souffre de rien ; l'appétit est excellent, il est même impérieux ; le sommeil est régulier ; la malade travaille toute la journée comme aux plus beaux jours. Elle a beaucoup engraissé ; et son teint, très coloré, la rend méconnaissable. Une chose l'étonne encore, c'est d'avoir guéri si bien et si vite.

N.-B. — Cette malade, revue de nouveau ces jours derniers (novembre 1896), se trouve dans un parfait état de santé.

III. — Ascite.

L'ascite est aussi justiciable de la laparotomie exploratrice. Les observations rapportées par M. Villar [1] (Obs. LXXVII

[1] Villar, *Archives prov. de Chir.*, 1894.

et LXXVIII), M. Terrillon(¹) (Obs. LXXIX) et par M. Mendé(²) (Obs. LXXXI) sont la preuve la plus concluante de l'heureuse action qu'elle exerce.

M. Gusserow(³), en parlant du traitement de l'ascite, dit que la ponction est insuffisante et qu'il faut faire une exploration plus complète. Il considère que la ponction est, dans ce cas, aussi insuffisante que dans les kystes de l'ovaire.

Depuis de nombreuses années, l'auteur ne fait plus que la laparotomie exploratrice; il pratique d'emblée, sur la ligne médiane de l'abdomen, une incision de six centimètres environ.

En évacuant ainsi le liquide, on peut, par cette ouverture, examiner la lésion causale, en déterminer le siège, la nature, l'extension, et décider immédiatement l'intervention nécessaire.

L'auteur, pour justifier sa préférence accordée à l'incision abdominale, passe en revue les différentes variétés d'ascite que l'on rencontre chez la femme.

1° *Ascite due à la péritonite tuberculeuse.*

On la rencontre presque toujours chez des femmes jeunes; l'épanchement est très abondant; la cause est inconnue et souvent l'état général excellent.

Nous n'insisterons pas davantage sur cette forme, ne nous occupant pas ici de la péritonite tuberculeuse.

2° *Le papillome de l'ovaire sert de point de départ à la deuxième variété d'ascite gynécologique.*

Cette affection est rare, ordinairement bilatérale. Le diagnostic en est fort difficile, en dehors d'un examen direct, à cause du volume des végétations qui se trouvent sur les ovaires.

La laparotomie a été faite quatre fois sans beaucoup de succès. Dans le premier cas, la malade guérit pour quelque temps; la récidive eut lieu un an plus tard. Deux cas furent suivis de mort : une malade succomba au collapsus, au bout

(¹) TERRILLON, Clinique chirurgicale, 1889.
(²) MENDÉ, Thèse de Lascoutx, Lyon, 1891.
(³) GUSSEROW, *Semaine médicale,* janvier 1893, p. 16.

de dix heures; l'ascite était énorme; l'autre mourut de péritonite septique.

Les faits rapportés ne sont pas assez nombreux pour qu'on puisse se permettre de donner une conclusion.

3° *Ascite relevant du cancer ovarien ou péritonéo-ovarien.*

En pareil cas, on sent une tumeur dont on ne peut déterminer exactement la nature.

Il est certain que l'opération est susceptible d'accélérer la marche du néoplasme; mais elle peut aussi rendre de grands services; car dans bien des cas, elle a seule permis d'établir un diagnostic et, par suite, d'intervenir utilement. La simple ouverture de l'abdomen a produit, parfois, une grande amélioration.

La laparotomie exploratrice seule permet donc de reconnaître les cas encore opérables et d'offrir aux malades quelques chances de succès.

4° *Ascite accompagnant les tumeurs bénignes de la région pelvienne.*

L'auteur fournit trois exemples dans lesquels on eût pu songer à des tumeurs malignes : il s'agissait d'un fibrome de l'ovaire, d'un kyste multiloculaire et d'un kyste tubaire. Les trois malades furent opérées et guérirent.

OBSERVATION LXXVII.

Par M. VILLAR. (Congrès de Rome, 1894. *Archives prov. de Chir.*, 1894.)

Sarcome généralisé du péritoine — Ascite considérable — Laparotomie exploratrice — Influence de cette opération sur la marche de l'ascite.

Jeanne X..., âgée de trente ans. Sa mère et une de ses tantes (sœur de sa mère) sont mortes d'une affection cancéreuse de l'abdomen.

La malade a une fille pour laquelle l'accouchement fut tout à fait normal; cette fille, aujourd'hui âgée de treize ans, est d'un tempérament peu robuste, sans cependant être jamais malade.

Jeanne X... a toujours joui d'une bonne santé; ce n'est qu'à la fin de l'année 1890 qu'elle a commencé à souffrir un peu du ventre. En 1891, le ventre augmente de volume.

Elle vient à l'hôpital Saint-André au mois de décembre 1892.

État actuel. — Le ventre est énorme, et il est difficile d'en pratiquer l'examen. Le toucher vaginal ne donne aucune indication. Ne pouvant porter un diagnostic ferme; et, soupçonnant seulement l'existence d'une tumeur abdominale, accompagnée d'ascite, je me décide à pratiquer une laparotomie exploratrice.

Opération. — L'opération est faite le 16 décembre : dès que le ventre est ouvert, il s'en écoule une quantité considérable de liquide ascitique; j'agrandis mon incision, et je reconnais que l'épiploon avec toute la masse intestinale sont parsemés de granulations de mauvaise nature, probablement sarcomateuses.

Après avoir bien évacué le liquide ascitique, je referme le ventre.

Les suites immédiates de l'opération furent des plus simples; il ne se produisit aucun accident et la plaie abdominale guérit rapidement.

Mais la convalescence fut entravée par l'état de faiblesse de la malade. Celle-ci quitta l'hôpital au milieu de février 1893.

Rentrée dans son pays, elle alla bien tout d'abord : l'ascite ne se reproduisit que quelque temps après l'opération, et encore moins abondante qu'autrefois; on dut faire quelques ponctions.

La malade mourut le 12 décembre.

OBSERVATION LXXVIII.

Par M. VILLAR. (Congrès de Rome, 1894. *Archives prov. de Chir.*, 1894.)

Cancer du foie — Ascite se reproduisant rapidement après chaque ponction — Laparotomie exploratrice — Influence très nette de l'opération sur la marche de l'ascite.

Mme X..., cinquante-quatre ans, ne présente rien de bien particulier au point de vue des antécédents héréditaires. Son père, qui avait toujours joui d'une excellente santé, est mort à quatre-vingt-deux ans; sa mère est morte d'apoplexie, à soixante ans.

Elle n'a eu qu'un frère, qui est paralysé.

La malade n'a jamais souffert que d'une affection de cœur datant de quatorze ans.

Réglée à quinze ans, mariée à vingt-trois ans, elle a eu trois enfants; deux sont vivants et bien portants; le troisième est mort d'un épanche=ment au cerveau (?) à l'âge de dix-huit mois.

La malade fait remonter le début de sa maladie à l'année 1888; depuis cette époque, en effet, elle se plaignait de temps à autre d'une douleur qui siégeait dans l'hypocondre droit; cette douleur, qui revenait sous forme de crise, disparaissait d'ailleurs rapidement.

Au mois de juillet 1891, le ventre augmente de volume; une ponc-tion, pratiquée quelque temps après, permet de retirer vingt litres de liquide ascitique; trois mois après, deuxième ponction; puis, il fallut ponctionner tous les mois; enfin, on fut obligé de faire une ponction tous les huit jours environ, tant le liquide se reproduisait rapidement.

Dans les premiers temps, la malade reprenait ses occupations quatre à cinq jours après la ponction; mais lorsqu'on fut arrivé aux ponctions hebdomadaires, la malade avait à peine le temps de se remettre, de sorte qu'elle était devenue infirme.

État actuel. — Lorsque je vis la malade pour la première fois, le ventre était considérablement distendu; il y avait de l'œdème des jambes; et la maigreur de la face et de la poitrine contrastait avec le développement exagéré du ventre.

Constipation opiniâtre; pas d'épistaxis, pas de douleur de l'épaule droite, mais douleur au niveau de l'hypocondre droit.

L'auscultation du cœur révèle l'existence d'une insuffisance mitrale; le cœur est hypertrophié; les urines ne contiennent pas d'albumine.

Après avoir fait une ponction, je reconnais l'existence d'une tumeur abdominale, dont voici les caractères : elle siège à droite, disparaît sous les fausses côtes et descend jusqu'à l'ombilic. La palpation, la percussion et l'examen des mouvements respiratoires indiquent que la tumeur siège dans le foie. Sa forme est assez arrondie; on ne sent pas de rebord tranchant.

Sa consistance est élastique; en pressant sur cette tumeur, on réveille de la douleur.

J'hésitais entre une hypertrophie du foie ou une tumeur maligne, tout en songeant au kyste hydatique. Une ponction, pratiquée quelques jours plus tard, ne donna que quelques gouttes de sang.

Après avoir suivi la malade quelque temps, je proposai une laparotomie exploratrice qui fut acceptée.

Je pratiquai cette opération le 27 septembre 1892.

A cause de l'état du cœur, étant donné que mon intervention ne devait être que palliative, je ne voulus pas faire courir à la malade les risques du chloroforme; j'opérai donc sans anesthésie, après avoir simplement immobilisé la région.

Opération. — Je pratiquai mon incision sur la tumeur elle-même; dès que j'eus incisé le péritoine, il s'écoula du liquide ascitique en grande quantité. J'agrandis l'incision et je reconnus que j'avais affaire à un cancer du foie; il y avait même une adhérence néoplasique entre le foie et l'estomac.

Je refermai le ventre aussitôt.

Suites opératoires fort simples.

La malade, qui était venue se faire opérer à l'hôpital, n'étant pas bien installée chez elle, sort dix jours après l'opération.

Le liquide n'est pas revenu du tout pendant les trois premiers mois;

au bout de ce temps, il y a eu un léger épanchement, mais on n'a fait aucune ponction depuis le jour de l'opération.

L'état général était bon.

Mme X... est morte, au mois de juin 1893, des suites d'une broncho-pneumonie.

OBSERVATION LXXIX.

Par M. TERRILLON. (Clinique chirurgicale, 1889.)

Incision exploratrice — Ascite de cause inconnue — Guérison.

Femme âgée de quarante-six ans, ayant été ponctionnée avant son entrée à l'hôpital; l'évacuation de liquide avait été suivie de l'injection d'une certaine quantité de liquide iodé.

Lorsque j'examinai la malade, je constatai l'existence d'une assez grande quantité de liquide qui se déplaçait difficilement et semblait enkysté dans la cavité abdominale, mais sans ligne de démarcation bien nette.

Une ponction, pratiquée quelques jours après, donna issue à quatre litres de liquide citrin, qui ne contenait pas de paralbumine et laissait 65 grammes de résidu solide.

L'examen de l'abdomen, pratiqué après la ponction, ne fit constater aucune tumeur.

Le liquide se reproduisit très vite; et, vu l'incertitude du diagnostic, je me décidai à faire une incision exploratrice, espérant trouver un kyste para-ovarien, se reproduisant rapidement, et dans lequel on avait fait une injection iodée.

L'incision montra qu'il s'agissait d'une ascite dont la cause resta inconnue. Elle démontra aussi l'erreur de diagnostic commise par celui qui avait le premier ponctionné l'abdomen et injecté de l'iode dans le péritoine. Cette injection avait provoqué des adhérences intestinales et épiploïques qui enkystaient, en partie, le liquide et rendaient le diag-nostic impossible.

L'abdomen fut refermé, et la malade guérit dans peu de temps. L'ascite ne se reproduisit pas.

Un an après l'opération, l'état général était excellent et la guérison restait complète.

OBSERVATION LXXX.

Par M. TERRILLON. (Clinique chirurgicale, 1889.)

Ascite — Kyste gélatineux adhérent à l'utérus et à l'intestin — Incision exploratrice — Ablation impossible — Fermeture de l'abdomen — Mort le douzième jour après l'opération.

Femme de vingt-sept ans, atteinte manifestement d'une tumeur

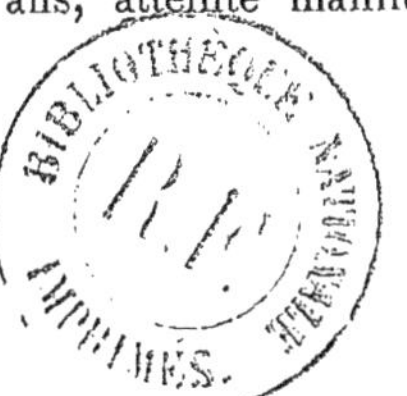

kystique masquée par de l'ascite; celle-ci se reproduisait rapidement et épuisait la malade.

L'incision exploratrice était justifiée — en permettant, le cas échéant, de donner à la malade les bénéfices d'une extirpation totale.

L'ouverture de l'abdomen fit découvrir un kyste volumineux, à parois assez épaisses, adhérent à l'utérus et à l'intestin grêle. Du côté du bassin et tout autour de la tumeur, se trouvaient également des adhérences semblables.

L'extirpation de ce kyste étant tout à fait impossible, on referma l'abdomen.

Les suites de l'opération furent normales, sans péritonite, sans septicémie; mais l'ascite se reproduisit si rapidement que, le huitième jour, le ventre était aussi volumineux qu'avant l'opération.

Le douzième jour, la malade mourut d'épuisement.

OBSERVATION LXXXI.

Par M. Mendé. (*Trans. of the New-York Obstetr. Society*, 1891.
Thèse de Lascoutx, Lyon, 1894.)

*Laparotomie exploratrice pour ascite sans diagnostic précis —
Guérison.*

Femme de trente ans environ. L'ascite s'était développée rapidement; il n'y avait pas de cachexie. A l'ouverture de l'abdomen, à travers une assez grande incision, M. Mendé trouva une masse papillomateuse entourant les ovaires, l'utérus, la vessie et le rectum; mais ne pouvant la remuer, il lava et ferma la plaie.

Quatre semaines après, l'ascite était de nouveau revenue; sur la demande de la malade, il ouvrit une deuxième fois l'abdomen et trouva les mêmes conditions que la première fois. Il essaya alors, avec beaucoup plus de force, de détacher la masse papillomateuse; mais l'hémorragie fut si abondante qu'il fut obligé de s'arrêter et de tamponner avec de la gaze. Il laissa dans la plaie, environ deux semaines, un drain en verre assez long pour permettre l'écoulement des liquides; puis il l'enleva et ferma la plaie.

La malade guérit rapidement; l'ascite ne revint pas; et une année plus tard, son médecin la trouva en bonne santé; on sentait encore la tumeur, mais son volume était bien amoindri.

IV. — Névralgies pelviennes.

On a souvent fait avec succès la laparotomie exploratrice, dans les cas de névralgies pelviennes.

MM. Richelot et Verneuil ont dit, en effet, qu'on pouvait obtenir de bons résultats en se bornant à faire des opérations exploratrices.

M. Richelot a eu cependant un insuccès, après une incision exploratrice sus-ombilicale, pour un spasme rythmique du diaphragme extrêmement douloureux.

On pense que, lorsqu'il n'y a pas de lésion bien caractéristique des organes pelviens, on peut se contenter de cette opération puisque, d'après diverses observations rapportées à la Société de Chirurgie en novembre 1892, où cette question a été sérieusement discutée, il ressort que l'enlèvement des ovaires n'amène même pas toujours la guérison.

M. Gillette a guéri une paraplégie hystérique en incisant la paroi abdominale jusqu'à l'aponévrose; la malade était persuadée qu'on lui avait enlevé les ovaires.

La laparotomie exploratrice peut également être pratiquée avec succès dans les névralgies ou les névroses de l'estomac, ainsi que le démontre l'observation ci-après de M. Richelot. Elle produit, en général, de bons effets chez les hystériques.

Il importe, avant de se décider à faire une laparotomie exploratrice, de bien établir le diagnostic dans les cas supposés de tumeurs abdominales, et de ne pas oublier qu'il existe parfois de fausses tumeurs et de faux kystes de l'ovaire, comme Terrillon l'a démontré par son article publié dans les *Annales de Gynécologie*, en octobre 1886.

Cet auteur rapporte, en effet, une observation intéressante qui prouve l'utilité d'user de tous les moyens de diagnostic dont on dispose, et insiste sur la nécessité d'employer, en pareil cas, le chloroforme avant de pratiquer l'incision, l'opération devenant une faute grave quand elle fait constater l'absence d'une tumeur.

On a trouvé, dans la science médicale, un certain nombre de faits semblables.

M. Terrillon cherche l'explication de ce phénomène et admet que les femmes nerveuses sont seules capables de produire cette simulation inconsciente.

Observation LXXXII.

Par M. Richelot. (*Presse médicale,* 26 mai 1894.)

*Troubles gastriques dus à l'hystérie — Laparotomie exploratrice —
Guérison.*

Homme de cinquante-neuf ans qui entre, en 1887, à l'hôpital Bichat;
des traitements successifs, suivis dans les services de MM. Potain, Peter
et Rigal, n'avaient amené aucun résultat; le malade avait des vomissements alimentaires continuels, et l'on pensait à un rétrécissement du
pylore. Il s'agissait d'un hystérique avéré, avec hémianesthésie et diminution de l'acuité visuelle. Après ouverture du ventre, je trouvai un
estomac dilaté, mais absolument sain; rien au niveau du pylore. Les
vomissements incoercibles cessèrent, l'hémianesthésie diminua, l'acuité
visuelle reparut en partie, et le malade quitta l'hôpital mangeant bien.

Un témoignage aussi éclatant des résultats obtenus élève la
laparotomie au premier degré des opérations chirurgicales, et
honore, à juste titre, les praticiens érudits qui l'ont défendue
pour lui frayer la voie d'un succès en rapport avec le perfectionnement de notre chirurgie, que nos illustres maîtres tien-
nent au premier rang dans le monde, sans lui laisser un instant
de répit à travers le progrès incessant des sciences et de l'art
dont les cures, de plus en plus remarquables, sont une réelle
émanation.

C'est grâce à cette réputation si vite conquise de la laparotomie exploratrice que tant de malades, dont nous ne rapportons ici que des cas isolés, voués à une mort certaine ou à une
existence souffreteuse, sont revenus à la santé ou ont reconquis
le calme interrompu par d'atroces douleurs.

TABLEAU N° 1. — Diagnostics douteux.

Nos D'ORDRE	NOM DE L'AUTEUR	AGE	SEXE	DIAGNOSTIC	NATURE DE L'AFFECTION	RÉSULTAT	
						GUÉRISON	MORT
1	WALTER RIGDEN.	23 ans.	Féminin.	Affection ovarienne.	Ascite de nature indéterminée.	Guérison.	
2	WALTER RIGDEN.	31 ans.	Féminin.	Tumeur abdominale.	Adhérences intestinales.	....	Mort 25 j. après opér.
3	WALTER RIGDEN.	Inconnu.	Féminin.	Tumeur ovarienne.	Adhérences. Tumeur inopérable.	....	Mort 15 j. après opér.
4	WALTER RIGDEN.	Inconnu.	Féminin.	Tumeur ovarienne.	Tumeurs colloïdes de l'ovaire.	....	Mort 50 h. après opér.
5	LAWSON TAIT.	28 ans.	Féminin.	Tumeur abdominale de nature inconnue.	Kyste dermoïde de l'ovaire.	Guérison.	
6	LAWSON TAIT.	35 ans.	Féminin.	Tumeur abdominale de nature douteuse.	Tumeur solide de l'ovaire.	Guérison.	
7	LAWSON TAIT.	53 ans.	Féminin.	Tumeur bénigne de l'ovaire.	Tumeur cancéreuse du péritoine.	Guérison de l'opération.	Mort 2 mois après.
8	SCHWARTZ.	24 ans.	Féminin.	Tumeur fibreuse de la paroi abdominale.	Kyste hydatique du foie.	Guérison.	
9	MONOD.	Inconnu.	Féminin.	Cancer abdominal.	Kyste de l'ovaire.	Guérison.	
10	HULKE.	47 ans.	Féminin.	Tumeur ovarienne.	Kyste du pancréas.	....	Mort.
11	CLUTTON.	35 ans.	Féminin.	Douteux.	Tumeur abdominale.	Guérison.	
12	BARKER.	11 ans.	Féminin.	Appendicite aiguë.	Hématocèle rétro-utérine.	Guérison.	
13	RICHELOT.	27 ans.	Féminin.	Fibrome utérin.	Hypertrophie de la rate.	Guérison.	
14	LAROYENNE.	42 ans.	Féminin.	Kyste de l'ovaire.	Tumeur du mésentère.	Guérison.	
15	EWING MEARS.	40 ans.	Féminin.	Kyste de l'ovaire.	Kyste du péritoine.	Guérison.	
16	DOHRN.	57 ans.	Féminin.	Kyste de l'ovaire.	Ascite.	Guérison.	
17	LAWSON TAIT.	Inconnu.	Féminin.	Kyste de l'ovaire.	Ascite.	Guérison.	
18	ZWEIFEL.	61 ans.	Féminin.	Tumeur fibreuse de l'ovaire.	Tumeur de l'estomac.	....	Mort 11 j. après.
19	SPENCER WELLS.	22 ans.	Féminin.	Kyste de l'ovaire.	Péritonite tuberculeuse.	Guérison.	
20	PÉTRI.	13 ans.	Féminin.	Kyste de l'ovaire.	Péritonite tuberculeuse.	Guérison.	
21	ROOSENBURG.	14 ans.	Féminin.	Douteux.	Péritonite tuberculeuse.	Guérison.	
22	HOFFMANN.	35 ans.	Féminin.	Tumeur abdominale.	Grossesse.	.. ..	Mort.
23	TUFFIER.	34 ans.	Féminin.	Tumeur abdominale.	Grossesse extra-utérine.	Guérison.	
24	AUG. REVERDIN.	24 ans.	Féminin.	Kyste de l'ovaire.	Grossesse.	Guérison.	
25	SCHMALFUSS.	16 ans.	Féminin.	Tumeur maligne de l'abdomen.	Péritonite tuberculeuse.	Guérison.	
26	KNOWSLEY THORNTON	29 ans.	Féminin.	Tumeur de nature indéterminée au cours d'une grossesse.	Hydatide de l'épiploon. Ablation au septième mois de la grossesse.	Guérison.	
27	DOHRN.	4 ans.	Féminin.	Kyste de l'ovaire.	Péritonite enkystée.	Guérison.	
28	DEMONS.	26 ans.	Féminin.	Métrosalpingo-ovarite.	Kyste hydatique du muscle transverse	Guérison.	
29	DEBOVE.	56 ans.	Masculin.	Obstruction pylorique, cause inconnue.	Cancer de l'estomac.	....	Mort le lendemain.
30	DURET.	36 ans.	Féminin.	Douteux.	Calcul biliaire.	Guérison.	
31	RECLUS.	36 ans.	Masculin.	Diagnostic douteux de rétention biliaire.	Calcul dans le cholédoque du volume d'une noix.	Guérison.	
32	DUNLAP.	31 ans.	Féminin.	....	Rupture de l'intestin.	Guérison.	
33	DELBET.	39 ans.	Féminin.	Diagnostic douteux.	Salpingite à pédicule tordu.	Guérison.	

TABLEAU N° 2. — Tumeurs, Adhérences, Ascite, Névralgies pelviennes.

Nos D'ordre	NOMS DE L'AUTEUR	AGE	SEXE	NATURE DE L'AFFECTION	RÉSULTAT		OBSERVATIONS
					GUÉRISON	MORT	
				TUMEURS			
34	Villar.	18 ans.	Masculin.	Tumeur abdominale de mauvaise nature.	Guérison.		A succombé plus tard à la cachexie cancéreuse.
35	Bland Sutton.	11 ans.	Masculin.	Tumeur abdominale.	Guérison.		La tumeur a complétement disparu.
36	Greig Smith.	19 ans.	Féminin.	Tumeur abdominale maligne.	Guérison.		Disparition complète de la tumeur.
37	Greig Smith.	55 ans.	Féminin.	Tumeur abdominale maligne.	Guérison.		Cinq ans après, santé encore excellente.
38	Duncan.	83 ans.	Féminin.	Tumeur abdominale grave.	Guérison.		Disparition de la tumeur.
39	Lawson Tait.	30 ans.	Féminin.	Tumeur abdominale de nature inconnue.	Guérison.		Diminution considérable de la tumeur. .
40	Dohrn.	52 ans.	Féminin.	Tumeur abdominale kystique.	Guérison.		
41	Alban Doran.	16 ans.	Féminin.	Tumeur hypogastrique.	Guérison.		Disparition de la tumeur. Mort survenue trois ans après l'opération, mais due à la tuberculose pulmonaire.
42	Quénu.	25 ans.	Masculin.	Cancer de l'estomac.	Guérison.		Disparition des douleurs. Mort d'épuisement quelque temps après.
43	Demons.	39 ans.	Féminin.	Carcinome de l'estomac.	Guérison.		Amélioration momentanée. Sortie de l'hôpital le neuvième jour.
44	Richelot.	52 ans.	Masculin.	Cancer de l'estomac.	Guérison.		Grande amélioration.
45	Raymond.	Inconnu.	Féminin.	Tumeur de l'estomac.	Guérison.		Amélioration.
46	Demons.	52 ans.	Masculin	Cancer du pylore.	Guérison.		
47	Demons.	48 ans.	Féminin.	Cancer du pylore.	Guérison.		Gastro-entérostomie deux mois après. Mort.
48	Treves.	Inconnu.	Inconnu.	Cancer du pylore.	Guérison.		Amélioration inespérée.
49	Bland Sutton.	52 ans.	Féminin.	Tumeur intestinale.	Guérison.		
50	Greig Smith.	25 ans.	Masculin.	Tumeur intestinale maligne.	Guérison.		Cinq ans après, santé excellente.
51	Terrillon.	52 ans.	Féminin.	Tumeurs malignes et ascite.	Guérison.		Mort un mois après, due au progrès de l'affection.
52	Villar.	38 ans.	Féminin.	Tumeur maligne du mésentère.	Guérison.		Diminution considérable de la tumeur. Mort de cachexie cancéreuse, huit mois après opération.
53	Bazy.	42 ans.	Masculin.	Adénopathies mésentériques.	Guérison.		Disparition de la tumeur. Guérison complète.
54	Michaux.	Inconnu.	Féminin.	Kystes hydatiques multiples.	Guérison.		L'opération a empêché le développement des petits kystes.
55	Delbet.	2 ans 1/2.	Masculin.	Tumeur du foie (syphilis).	Guérison.		
56	Lawson Tait.	54 ans.	Féminin.	Tumeur du foie (cancer).	Guérison.		La guérison s'est maintenue.
57	Villar.	34 ans.	Masculin.	Tuberculose du foie.	Guérison.		Légère amélioration. Mort deux mois et demi après.
58	Le Dentu.	Inconnu.	Féminin.	Tumeur de la vésicule biliaire.	Guérison.		Régression très nette de la tumeur.
59	Marchand.	38 ans.	Féminin.	Hypertrophie de la rate.	Guérison.		Disparition de la tumeur en quelques mois.
60	Raymond.	Inconnu.	Féminin.	Tumeur de la rate.	Guérison.		Diminution considérable de la rate.
61	Lawson Tait.	49 ans.	Féminin.	Cancer du pancréas.	Guérison.		Disparition de la tumeur. Trois ans après, état excellent.
62	Villar.	35 ans.	Féminin.	Tumeur maligne du petit bassin.	Guérison.		Diminution considérable de la tumeur, six mois après l'opération.
63	Raymond.	Inconnu.	Féminin.	Tumeur pelvienne.	Guérison.		Amélioration très notable.
64	Mosetig Moorhof.	Inconnu.	Féminin.	Fibro-myome utérin.	Guérison.		Grande amélioration.
				ADHÉRENCES			
65	Péan.	38 ans.	Féminin.	Tumeur. Ascite. Adhérences.	Guérison.	2 mois après.	Mort due à l'entéro-péritonite adhésive.
66	Jaboulay.	50 ans.	Masculin.	Cancer du foie. Adhérences.	Guérison.	10 mois après	Grande amélioration après la laparotomie exploratrice.
67	Goggans.	21 ans.	Féminin.	Kyste du mésentère. Adhérences.	Guérison.		Huit mois après, état général excellent.
68	Richelot.	35 ans.	Féminin.	Adhérences intestinales.	Guérison.		Guérison restée complète.
69	Ekstein.	36 ans.	Féminin.	Péritonite circonscrite.	Guérison.		Disparition progressive de la tumeur.
70	Zweifel.	Inconnu.	Féminin.	Tumeur abdominale. Adhérences	Guérison.		
71	Pozzi.	Inconnu.	Féminin.	Tumeur abdominale. Adhérences	Guérison.		Etat excellent trois mois après.
72	Pozzi.	Inconnu.	Féminin.	Tumeur. Ascite. Adhérences intestinales.	Guérison.		Grande amélioration.
73	Richelot.	40 ans.	Féminin.	Adhérences pelviennes.	Guérison.		Un an après, santé excellente.
74	Richelot.	88 ans.	Féminin.	Adhérences pelviennes.	Guérison.		Très grande amélioration, deux mois après.
75	Richelot.	20 ans.	Féminin.	Adhérences pelviennes.	Guérison.		
76	Villar.	31 ans.	Féminin.	Adhérences pelviennes formant tumeur.	Guérison.		Revue quatre ans après, santé parfaite.
				ASCITE			
77	Villar.	90 ans.	Féminin.	Sarcome du péritoine. Ascite.	Guérison.	1 an après.	Grande amélioration. Mort un an après.
78	Villar.	54 ans.	Féminin.	Cancer du foie. Ascite.	Guérison.	9 mois après.	Amélioration très notable. Mort neuf mois après d'une broncho-pneumonie.
79	Terrillon.	46 ans.	Féminin.	Ascite de cause inconnue.	Guérison.		Etat excellent au bout d'un an.
80	Terrillon.	27 ans.	Féminin.	Kyste gélatineux de l'abdomen. Adhérences. Ascite.	Guérison.	12e jour.	Suites opératoires normales. Reproduction rapide de l'ascite. Mort d'épuisement le douzième jour.
81	Mendé.	30 ans.	Féminin.	Ascite de cause inconnue. Tumeur abdom. papillomateuse.	Guérison.		Un an après, santé très bonne. Diminution considérable de la tumeur.
				NÉVRALGIES PELVIENNES			
82	Richelot.	59 ans.	Masculin.	Troubles gastriques dus à l'hystérie.	Guérison.		
83	Gilette.	Inconnu.	Féminin.	Paraplégie hystérique.	Guérison.		La malade était persuadée qu'on lui avait enlevé les ovaires.

Contre-Indications.

Les contre-indications à l'opération qui nous occupe sont assez difficiles à déterminer et varient avec chaque malade.

On peut dire, d'une façon générale, que la laparotomie exploratrice, vu son peu de gravité, peut être pratiquée dans la grande majorité des cas, sauf lorsque les malades sont dans un état de faiblesse extrême et que la mort, par choc opératoire, est à craindre, comme cela se produit lorsqu'elle survient quelques heures ou un ou deux jours après l'opération.

M. Terrillon (¹) conseille de s'abstenir dans les tumeurs végétantes du bassin et de l'abdomen, surtout quand ces tumeurs sont adhérentes à l'utérus et aux organes pelviens. Dans ce cas, le diagnostic de la nature et des connexions de la maladie est assez net pour que l'incision ne soit nullement nécessaire.

Il conseille également de ne pas faire d'incision lorsqu'on se trouve en présence d'une ascite énorme, se renouvelant souvent, réclamant des ponctions répétées et faisant craindre une reproduction rapide du liquide après l'opération.

Cette opinion de M. Terrillon a perdu aujourd'hui de sa valeur; cependant, bien que nos observations nous aient déjà montré les bienfaits de la laparotomie exploratrice dans les affections d'apparence cancéreuse et les résultats extraordinaires que l'on peut obtenir, par la simple ouverture du ventre, on ne doit jamais intervenir quand le malade est un ancien cancéreux, cachectique, et arrivé à la période de généralisation.

L'état de grossesse n'est pas une contre-indication à la laparotomie exploratrice; car, il s'est produit plusieurs fois, en chirurgie, des erreurs de diagnostic qui ont fait pratiquer une laparotomie chez des femmes enceintes, ce qui n'a pas empêché la grossesse de continuer son cours.

(¹) Terrillon, *Leçons cliniques.*

M. Lusk [1] a rapporté l'observation d'une malade chez qui on fit le diagnostic de grossesse extra-utérine. La laparotomie exploratrice fit découvrir une grossesse normale et un fibrome, relié à l'utérus gravide par un long pédicule. On excisa ce pédicule, que l'on ramena par-dessus, après avoir suturé les bords de la plaie. La malade guérit et accoucha à terme.

M. Boxall [2] opéra une femme de vingt-cinq ans pour une tumeur située dans le côté droit de l'abdomen. La laparotomie démontra l'existence d'un kyste de l'ovaire droit, qu'on enleva, et une grossesse de quatre mois et demi.

Cette malade quitta l'hôpital au bout de trois semaines et accoucha à terme.

M. Myers (Amérique) a enlevé un kyste multiloculaire du poids de 10 livres chez une primipare; la femme avorta peu de temps après, mais la guérison a été radicale.

M. Potter dit qu'il n'y a aucun doute sur l'opportunité de l'ovariotomie quand le diagnostic de tumeur compliquant la grossesse a été porté : il a fait une double ovariotomie chez une femme enceinte de quatre mois; la grossesse a suivi son cours, et l'enfant est né à terme.

M. Murphy a enlevé un kyste de 37 livres chez une femme enceinte de trois mois, et l'enfant est né à terme en bon état.

M. Morris a enlevé aussi une tumeur ovarienne pesant 50 livres, chez une femme enceinte de cinq mois, et la malade a accouché normalement à terme.

En France, M. Polaillon [3] a présenté à l'Académie de Médecine, le 26 juillet 1892, une femme ayant subi l'ablation des deux ovaires, vers le troisième mois de la grossesse, qui n'a subi aucune interruption et s'est terminée par l'accouchement d'un enfant bien portant (*Mercredi médical*, 1892, n° 30, p 360).

M. Madelung a opéré une femme de trente ans qui présentait un lipome du mésentère pendant le cours d'une grossesse. L'enfant est arrivé à terme.

[1] LUSK, Association américaine de Gynécologie, septembre 1892.
[2] BOXALL, Société Harveyenne de Londres, mai 1894.
[3] POLAILLON, *Mercredi médical*, 1892, n° 30.

L'observation la plus intéressante est peut-être celle de Spencer Wells ([1]), qui montre une ovariotomie pratiquée avec succès, au quatrième mois de la grossesse, après la rupture d'un kyste ayant provoqué une péritonite. On faisait remonter la rupture du kyste, d'après les symptômes observés, à quinze jours avant l'opération.

L'âge ne doit pas non plus arrêter la main du chirurgien, quand il s'agit de pratiquer une laparotomie simplement exploratrice, car nous voyons des enfants encore bien jeunes et des vieillards supporter des opérations graves aussi bien que les adultes.

M. Sutherland ([2]) a fait une laparotomie chez un enfant de douze mois pour un cas d'hydrocèle, avec ballonnement du ventre, suivi d'épanchement de liquide sanguinolent dans le péritoine et la fosse iliaque droite, et la guérison a eu lieu.

M. Kehrer ([3]) a rapporté l'histoire d'un enfant nouveau-né qu'il a opéré pour une atrésie de l'anus. Après avoir fait d'abord une incision de cinq centimètres de longueur sur le périnée, incision qui amena une forte quantité de méconium et de gaz, pratiqué, quelques jours après, une incision sacrée et opéré ensuite la résection du coccyx, sans atteindre le rectum, il eut recours à la laparotomie pour amener ce dernier vers la plaie coccygienne et former un anus sacré. Ce procédé lui réussit à merveille, et dans quinze jours l'enfant fut guéri.

M. Handrix, de Bruxelles, a enlevé avec succès, à un enfant de quinze mois, un sarcome du rein, du volume d'un poing d'adulte et de douze mois d'existence.

M. Felsenreich ([4]) a pratiqué une laparotomie pour une hernie ombilicale, grosse comme une orange, chez un enfant nouveau-né, douze heures après sa naissance, avec la plus heureuse terminaison.

M. Basshardt a aussi employé, avec succès, la laparotomie chez une enfant de quatre ans pour une péritonite suppurée.

([1]) Spencer Wells, *The Lancet*, 18 octobre 1869, et *Lyon médical*, 1869.
([2]) Sutherland, *The Lancet*, 10 décembre 1892, p. 1327.
([3]) Kehrer, Société méd. de Heidelberg, 22 mai 1894.
([4]) Felsenreich, *Wiener med. Blätter*, 22 mars 1883.

M. Wagner a rapporté une observation de Thiersch [1] dans laquelle une fillette de quatre ans et demi a été opérée pour un sarcome du rein et de l'abdomen. Cette enfant était parfaitement guérie de la laparotomie exploratrice, mais elle a succombé plus tard aux progrès de la maladie.

M. Gangitano [2] a également obtenu un résultat des plus satisfaisants de la laparotomie chez un enfant de huit ans.

M. Israël [3] a opéré une femme de quatre-vingt-cinq ans sujette à des accidents d'occlusion intestinale. Il fit la colostomie, dont elle guérit. Au bout de deux mois, on reconnut chez cette malade, au-dessus de l'anus, l'existence de masses carcinomateuses qui furent réséquées ; l'intestin fut suturé et l'anus fermé plus tard. Le succès fut complet ; la malade se rétablit très bien.

M. Halun a été depuis longtemps frappé de la facilité avec laquelle les personnes âgées supportent l'opération sur l'intestin. Ce chirurgien a très bien réussi, dans la résection du côlon carcinomateux, chez une femme de soixante-quinze ans.

M. Morison [4] a rapporté cinq cas de laparotomie pratiquée sur des sujets âgés de plus de soixante-dix ans.

Ceci nous prouve qu'on ne doit pas tenir compte de l'âge quand une laparotomie exploratrice paraît indiquée, et qu'elle offre, d'autre part, de sérieuses chances de réussite.

La neurasthénie est, à part quelques exceptions très rares, une contre-indication.

[1] WAGNER, *Arch. f. klin. Chir.*, XXX, p. 504.
[2] GANGITANO, *la Riforma medica*, 7 et 8 novembre 1892, p. 355 et 363.
[3] ISRAEL, Société de Méd. berlinoise, février 1894.
[4] MORISON, *The Lancet*, 21 janvier 1893.

CHAPITRE III

Gravité ou résultats de la laparotomie exploratrice.

Nous avons déjà vu, au début de ce travail, que la laparotomie exploratrice est considérée comme une opération peu dangereuse, puisque, dans beaucoup de cas, certains auteurs la préfèrent à la ponction.

En 1825, M. Lizars [1], dans l'indication de quatre malades qu'il avait opérés, nous montre qu'il y a lieu de considérer l'ouverture de la cavité abdominale comme une opération peu grave et conseille d'agir de bonne heure, dans les affections des organes abdominaux ou pelviens, le retard étant, d'après lui, plus dangereux que l'opération.

M. Tait [2], qui l'a pratiquée dans le seul but de démontrer à certains médecins, dont la thérapeutique variait constamment avec leurs indécisions diagnostiques, qu'ils avaient affaire à un cancer du foie, n'en redoutait nullement les effets.

M. Baudouin [3] conseille aussi de faire une laparotomie exploratrice dans tous les cas douteux de tumeurs abdominales, même en supposant qu'elles soient cancéreuses, considérant que l'opération n'aura pas la moindre importance si elle est bien réussie.

Cette opération présente d'ailleurs si peu de gravité, que certaines personnes l'ont subie plusieurs fois dans leur vie.

L'observation IX, de M. Monod, témoigne de la nécessité de faire une bonne exploration et nous prouve que, une première laparotomie restant infructueuse, il ne faut pas hésiter

[1] LAWSON TAIT, *Traité des maladies des ovaires*, 1886, p. 316.
[2] LAWSON TAIT, Des sections abdominales, leurs indications, leur manuel opératoire: (*Med. Rec. New-York*, 3 mai 1890, t. I, p. 485.)
[3] BAUDOUIN, *Progrès médical*, 1892, p. 501.

à en pratiquer une seconde lorsque le cas l'exige, puisque, chez la malade, une deuxième intervention a permis d'amener la guérison d'une tumeur jugée du premier coup inopérable.

Dans l'observation LXXXI, nous voyons également M. Mendé obligé de faire une deuxième opération dans un cas d'ascite. La malade elle-même, parfaitement guérie de la laparotomie exploratrice, demanda, quatre semaines après, une nouvelle intervention, l'ascite s'étant reproduite rapidement.

Sa guérison fut complète.

M. Pollasson montra, à la Société des Sciences médicales de Lyon (juin 1893), un fibrome du ligament large qu'il avait enlevé en septembre 1892.

Cette femme avait subi déjà, au mois de mars, une laparotomie pour une tumeur de l'excavation; le chirurgien la jugea inopérable, et la malade guérit de l'incision exploratrice. En septembre de la même année, M. Pollasson, diagnostiquant un fibrome du ligament large, intervint de nouveau; il extirpa la tumeur, et il n'y eut pas de récidive.

M. Tuffier a rapporté à la Société de Chirurgie (octobre 1893) l'observation d'une femme de quarante-huit ans qui avait subi, pour un fibrome utérin, une laparotomie en juin 1890 et une hystérectomie en mars 1892. Revue dix mois après l'opération, cette femme se portait très bien.

Baumgaertner (*Berlin. klin. Wochens.*, n° 5, p. 62, février 1879) a fourni l'observation d'une malade ayant subi avantageusement trois laparotomies dans l'espace de trois ans.

Nous devons dire que plus nos recherches se sont multipliées, plus nous avons constaté combien la laparotomie exploratrice peut rendre des services dans le domaine chirurgical.

Spencer Wells a signalé, dans un tableau ([1]), les résultats suivants : Sur 21 opérations, deux seuls décès, dont l'un amené par la péritonite. Les 19 autres opérées guérirent de l'incision sans complication.

Ferrand ([2]) rapporte que Clay pratiqua 23 incisions abdo-

[1] Spencer Wells, *Medico chirurg. Trans.*, 1863.
[2] Ferrand, *Dict. encyclop. des Sciences méd.*, t. XIX, 2e série, p. 150 et 155.

minales pour erreur de diagnostic, et qu'il obtint 20 guérisons.

Ce même auteur cite encore C. King, qui, ayant entrepris
une gastrotomie, dut refermer la plaie après avoir reconnu
cette opération impraticable.

La malade guérit de l'incision et ne succomba, quelques
mois après, qu'à l'épuisement amené peu à peu par l'affection
qui avait poussé le chirurgien à intervenir.

Phillips (1), en 1844, publia un tableau de 15 cas de section
abdominale comprenant : 10 incisions pour tumeurs inopérables, ayant donné 7 guérisons et 3 morts, et 5 pour des cas
où il n'existait pas de tumeur; ces dernières furent suivies de
guérison.

Robert Lee (2) fit 5 incisions exploratrices; il obtint 4 guérisons et 1 décès.

Bird (3) a fait 18 fois l'incision abdominale et n'a eu que
2 morts.

Ewitt Grailly (4) rapporte 2 cas suivis de guérison.

Churchill (5) a pratiqué 8 incisions exploratrices; 4 ont été
suivies de guérison et 4 de mort.

Homans (6) a fait aussi 3 incisions avec succès.

Goodel (7), en 1882, fit deux fois heureusement la même
opération pour des affections malignes du péritoine, qui ne
lui permirent pas de mener à bonne fin son intervention.

Savage (8) a rapporté 3 incisions exploratrices suivies de
guérison.

Lawson Tait (9), dans une statistique de 208 laparotomies,
signale 13 incisions exploratrices faites avec succès.

Ruggi, au VIe Congrès italien de Chirurgie tenu à Bologne

<hr>

(1) PHILLIPS, *Medico chirurg. Trans.*, 1844, no 27.
(2) CLAY, *Med. chirurg. Trans.*, 1851, no 34, et *The Lancet*, 1850, p. 592.
(3) BIRD, *Med. chirurg. Trans.*, 1867.
(4) EWITT GRAILLY, *The diseases of woomen*, 1872, p. 643.
(5) PEASLEER, *Ovarian Tumours*, 1873, p. 176.
(6) HOMANS, *Amer. Journal of Obstetr.*, 1882, p. 352.
(7) GOODEL, *Amer. Journal of Obstetr.*, 1882, p. 363.
(8) SAVAGE, *British med. Journal*, 1883, p. 710.
(9) LAWSON TAIT, *British med. Journal*, 1883, p. 300.

en avril 1889, a rapporté 5 cas de laparotomie exploratrice suivis de guérison.

Rokitansky a pratiqué 3 incisions exploratrices pour une tumeur du foie et deux hydronéphroses, et a obtenu 3 guérisons.

Matheus Mann [1] a fait 8 laparotomies exploratrices sans avoir à déplorer un seul insuccès.

M. Fritsch [2] a parfaitement réussi dans 7 incisions exploratrices pour ascite.

M. Villar a fait également 7 fois la laparotomie exploratrice et n'a pas eu à enregistrer un seul décès.

La thèse de Carilian nous montre, sur 46 cas, 25 guérisons et 21 améliorations, c'est-à-dire que l'opération n'a été suivie d'aucun décès.

En résumé, sur un total de 190 laparotomies exploratrices, il y a eu 174 guérisons opératoires et 16 morts : soit une proportion de 91,5 % de succès, proportion dont la diminution devient d'autant plus progressive que nous avançons vers la pratique plus fréquente et plus connue de l'opération.

[1] MATHEUS MANN, *Buffalo med. and surg. Journal*, p. 535, avril 1890.
[2] FRITSCH, *Centr. für Gyn.*, 19 juillet 1890.

CHAPITRE IV

Effets curateurs de la laparotomie exploratrice.

On a observé depuis longtemps qu'une laparotomie simplement exploratrice pouvait modifier d'une façon remarquable l'état des malades.

On a, en effet, souvent vu des malades guérir ou obtenir une grande amélioration, alors que le résultat semblait devoir être nul, comme le démontrent nos observations.

M. Duplay (¹) dit qu'on peut diviser en trois grandes catégories les opérations exploratrices faites sur les différents organes :

1º Opérations dirigées contre l'épilepsie (trépanations);

2º Opérations dirigées contre les maladies de l'abdomen et du bassin;

3º Opérations diverses.

Après avoir donné les résultats fournis par White, auteur anglais, qui a trouvé que sur 56 trépanations il y avait eu 25 guérisons, 18 améliorations notables et 3 améliorations temporaires, il les rapproche de ceux obtenus par la laparotomie exploratrice chez des malades atteints de lésions réelles de l'abdomen.

Il y a déjà longtemps, dit M. Duplay, que Spencer Wells et Lawson Tait ont publié des cas dans lesquels une simple laparotomie, sans autre intervention, a mis sur pied des malades présentant des lésions fort graves.

Nous avons, d'ailleurs, démontré que l'ouverture du ventre a guéri ou amélioré des tumeurs diverses de tous les organes de l'abdomen ou du bassin, etc.

(¹) Duplay, *Union médicale,* 26 novembre 1891.

M. Raymond (¹), de Limoges, a cité une série d'observations de laparotomie qu'il a faites dans un but d'exploration et qui sont devenues curatrices.

Il conclut en disant que, dans beaucoup de cas semblables, la laparotomie exploratrice produirait les meilleurs résultats.

M. Richelot (²) a communiqué à la Société de Chirurgie, le 29 juillet 1891, plusieurs faits concernant des lésions ovario-salpingiennes anciennes, graves, qui ont été guéries ou amé-liorées par la simple incision abdominale et il fait remarquer l'influence curatrice de certaines laparotomies exploratrices. Si, dans beaucoup de lésions, l'opération radicale est possible, dans d'autres cas elle constituerait une imprudence et serait dangereuse, tandis que la simple laparotomie exploratrice donne souvent des résultats satisfaisants.

Les observations de Terrillon, de Richelot, de Bazy, de Smith, de Villar, etc., nous ont, d'ailleurs, déjà édifiés sur l'efficacité de cette opération.

Discussion du mode d'action.

Il est très difficile d'expliquer comment agit la laparotomie exploratrice dans la plupart des cas. De nombreuses hypo-thèses ont été faites sur ce point et on a même souvent attribué au hasard les heureux résultats de cette intervention.

Lascoutx, dans sa thèse, expose ainsi les principales raisons qui semblent influencer son action :

A. La laparotomie fut-elle exclusivement exploratrice?

B. Action décompressive par évacuation.

C. Action décompressive par l'incision simple.

D. Action trophique.

E. Action réflexe.

F. Action mécanique.

G. Action dérivative.

H. Autres actions probables.

(¹) RAYMOND, Société de Méd. de la Haute-Vienne, 1ᵉʳ semestre 1892.
(²) RICHELOT, Société de Chir., 29 juillet 1891.

A. *La laparotomie fut-elle exclusivement exploratrice?*

La laparotomie n'est que rarement purement exploratrice, c'est-à-dire que, l'incision faite, le chirurgien explore du doigt l'abdomen pour se rendre compte des lésions. Il brise quelquefois des adhérences, soulève les anses intestinales et les tiraille même, avec précaution, dans tous les sens. Il se produit ainsi une perturbation relativement importante, sur les systèmes nerveux et circulatoire, qui peut modifier très sensiblement l'état morbide des organes.

Richelot seul dit avoir fait une laparotomie simplement exploratrice dans l'observation LXXIII où le succès obtenu dépassa de beaucoup les espérances du praticien. Nous trouvons un exemple analogue dans l'observation plus récente de M. Villar (Obs. LXII) où la laparotomie, pratiquée comme dernière ressource et sans espoir de succès, est également restée exploratrice et a donné le plus heureux résultat.

Polck a proposé une opération, recommandée depuis par Lucas-Championnière, qui consiste à déchirer les adhérences, mobiliser la trompe et l'ovaire, et à refermer l'abdomen sans enlever aucun organe.

Il arrive souvent qu'on a affaire à des masses adhésives et fibreuses qui ne permettent de découvrir aucun organe; dans ces cas, l'amélioration semble encore due aux déchirures, aux tiraillements, élongations et hémorragies qui se produisent pendant l'exploration.

M. Terrier a signalé, en mai et novembre 1894, à la Société de Chirurgie, quelques cas de lésions bénignes de l'estomac pouvant simuler le cancer, et qu'une intervention sommaire avait guéries. Landerer avait déjà cité un cas analogue. Bazy et Lucas-Championnière en ont observé de semblables. Riedel, d'Iéna, a publié un long article sur les inflammations adhésives qui se produisent dans la cavité abdominale, dans le domaine du tube gastro-intestinal, de la vésicule biliaire et des organes du bassin (*Arch. f. klin. Chir.*, XLVII).

Ces divers observateurs ont été unanimes à constater que

l'on peut beaucoup espérer de l'intervention chirurgicale, mais seulement dans le cas d'adhérences circonscrites : néanmoins, les adhérences signalées par Richelot, Villar, etc., étaient diffuses et étendues à tout le petit bassin, ce qui n'a pas empêché l'amélioration de se produire.

B. *Action décompressive par évacuation.*

Tumeurs avec ascite. — L'incision de la paroi abdominale permet, dans plusieurs cas, l'évacuation du liquide ascitique qui la distend, ainsi que l'établissent les observations des Drs Villar, Pozzi, Routier, Terrier, D.-R. Mendé, notant cette particularité.

Villar en rapporte même une où l'action de la laparotomie exploratrice sur la marche de l'ascite est clairement démontrée.

Cette évacuation peut avoir sur les lésions concomitantes une action directe.

La sortie du liquide déterminant, par décompression, une congestion générale des organes abdominaux, il se produit un tel afflux de sang, que les centres supérieurs en subissent souvent le contre-coup, par anémie et syncope consécutives, ce qui favorise la résorption de la tumeur.

Wil. White ([1]) et, après lui, Duplay ([2]), insistent vivement sur l'influence de la décompression (*Semaine médicale*, 1892).

Après la simple ponction, on a souvent vu s'opérer un vrai soulagement; mais la laparotomie exploratrice a réussi dans des circonstances où les ponctions répétées avaient échoué, ce qui démontre sa supériorité curative.

C. *Action décompressive par l'incision simple.*

D'autres cas n'ont pas présenté d'évacuation d'ascite. Dans la cavité abdominale, les organes sont soumis à une pression assez forte qui leur fait faire hernie à travers toute ouverture.

Sous l'influence d'une incision de quelques centimètres, les

([1]) WHITE, *Annals of Surgery,* août et septembre 1891.
([2]) DUPLAY, *Cliniques,* novembre 1891.

viscères, comprimés normalement, se trouvent ainsi relâchés et il se produit de l'hyperémie facile à constater.

L'air pourrait peut-être entrer également en ligne de compte dans l'amélioration des tumeurs et agir, comme il paraît le faire dans la péritonite tuberculeuse, d'après les expériences de Von Mosetig (Vienne, 1892) et de Folet, de Lille (27 novembre 1894), expériences sur lesquelles nous ne nous étendrons pas, attendu que cette question est en dehors de notre cadre.

D. *Action trophique.*

M. Bazy (Société de Chir., octobre 1891) a rapporté deux exemples dans lesquels il s'est produit une action trophique sous l'influence de la laparotomie : 1° dans un cas sur une lésion bien marquée; 2° et, dans l'autre, sur un trouble nutritif dont la fièvre constituait l'élément principal en indiquant une intervention.

Il a proposé de les ranger tous sous la rubrique : « Action trophique de quelques laparotomies exploratrices. »

« C'est à l'avenir, dit M. Bazy, à montrer les différences, si elles existent, des processus curateur ou modificateur dans chaque cas particulier. »

Depuis, la question n'a guère été éclaircie et elle reste encore douteuse, surtout en ce qui concerne l'action de la laparotomie exploratrice sur les tumeurs malignes.

E. *Action réflexe.*

Cette action réflexe se fait remarquer surtout dans les affections de l'estomac.

Une observation de M. Richelot nous accuse un cancer en nappe de la face antérieure de l'estomac, alors que, d'après les symptômes (et surtout la dysphagie extrême qui affaiblissait le malade), on avait pu croire à un cancer avec rétrécissement de l'œsophage.

La laparotomie est restée exploratrice. Cependant, dès le lendemain, la dysphagie ayant disparu, le malade a pu se nourrir.

On constate aussi parfois, dans le cancer du pylore, un spasme du cardia assez intense pour faire croire à un cancer de cette région. Dans ces cas, comme dans celui de M. Richelot, le traumatisme opératoire, produit par la simple incision exploratrice, a été le point de départ d'un réflexe qui a fait disparaître le spasme.

F. *Action mécanique.*

La laparotomie agit aussi mécaniquement, par la simple modification des rapports des organes entre eux.

L'observation de M. Jaboulay (Obs. LXVI) peut être prise comme exemple. Le malade présentait tous les symptômes d'un cancer avancé du pylore et avait des vomissements continuels.

Après la laparotomie, qui resta exploratrice, tout disparut si bien que le malade reprit, pendant six mois, le dur métier de cocher.

L'autopsie démontra, plus tard, que le pylore ne présentait qu'un petit noyau mobile, alors que la lésion principale siégeait au foie.

Il existait de nombreuses adhérences entre l'épiploon, le côlon transverse, la petite courbure de l'estomac et le hile du foie.

L'incision seule, sans même tenir compte des déplacements produits par les manipulations de l'opérateur, aurait pu, dans ce cas, modifier les rapports des organes par simple décompression.

G. *Action dérivative.*

M. Lascoutx a groupé, sous la formule de : « intestin, péritoine, épiploon » quelques observations assez précises sur le siège des lésions observées et consécutivement améliorées par la laparotomie exploratrice.

On peut, dit-il, remarquer une série de 5 cas successifs, empruntés, les trois premiers à Greig Smith (de Bristol), et les autres à Bland Sutton. Ils ont de commun qu'il y avait toujours adhérence de la tumeur à l'intestin (Académie royale de Méd. et de Chir. de Londres, séance du 23 janvier 1894).

Il y a lieu de mettre en doute la nature maligne de ces tumeurs qui rétrocèdent si facilement. Bland Sutton croit, pour sa part, à leur nature inflammatoire et attribue leur origine à un petit trajet fistuleux, communiquant avec l'intestin, autour duquel se serait faite une prolifération de cellules embryonnaires.

M. Priestley l'approuve et n'admet pas d'action, quelle qu'elle soit, sur la marche des véritables tumeurs malignes.

Cependant Greig Smith déclare ne pas avoir constaté de communication avec l'intestin ; dans un cas, il fit une incision dans la tumeur ; la surface de section était blanchâtre, brillante, et ne présentait pas l'aspect d'un produit de réaction inflammatoire. Il croit avoir eu affaire à un lympho-sarcome.

Dans les cas de produits inflammatoires, la résorption est assez naturelle ; et, s'il s'agit de tumeurs véritables, on peut n'avoir, par la laparotomie exploratrice, que des améliorations passagères dont on a vu ailleurs des exemples.

On pourrait également invoquer alors l'heureuse influence de la médication séparatiste ou désintercalante que Soulier a particulièrement étudiée, et qui consiste à mettre au repos la partie d'un organe gravement malade pour l'empêcher de fonctionner ; cette méthode a été proposée par M. Polosson, en 1884, pour la cure radicale du cancer du rectum.

Les résultats obtenus par Bland Sutton (Obs. XLIX) et par Greig Smith (Obs. L) ont été excellents. Dans le premier cas, la simple modification qui dut se produire, au cours des matières, pouvait n'être que le fait de la laparotomie exploratrice ; dans le deuxième, la dérivation des matières fécales a été produite par l'anus artificiel, opération plus radicale.

H. Autres actions probables.

Dans certaines tumeurs fibreuses, améliorées par la laparotomie exploratrice, on peut se trouver en présence d'adhérences de nature tuberculeuse formant tumeur, ainsi que le fait remarquer Alban Doran.

Il y a donc, dans ces sortes d'affections, deux agents à combattre : la tuberculose et les adhérences. La laparotomie agit ainsi de deux façons : 1° sur l'élément tuberculeux, comme dans la péritonite tuberculeuse; 2° sur les adhérences, comme nous l'avons déjà indiqué à propos des adhérences d'origine inflammatoire.

Le repos forcé, après une laparotomie, doit entrer aussi en ligne de compte dans les bons résultats obtenus.

Il existe certainement des cas, en dehors de la péritonite tuberculeuse, dans lesquels la laparotomie exploratrice s'est montrée ou curative ou palliative.

Il est deux autres moteurs sur lesquels M. White a attiré l'attention pour arriver à se rendre compte du mécanisme de la guérison chez les sujets qu'il a traités et qui jouent le principal rôle dans les affections d'origine nerveuse : ce sont l'anesthésie et les influences psychiques; mais ce dernier facteur paraît avoir une influence plus directe sur le système nerveux et exercer, par suite, une action plus active sur les éléments anatomiques pour modifier les lésions préexistantes.

Quelque inexplicable que paraisse encore le mode d'action de la laparotomie exploratrice, l'influence qu'exerce cette opération sur un grand nombre d'affections de l'abdomen n'en est pas moins réelle, et le chirurgien ne doit pas oublier qu'il a, en elle, une arme capable de rendre des services inattendus dans les cas même les plus désespérés, certain, d'ailleurs, que si le malade n'en retire pas un grand bénéfice, il ne peut nullement être victime de son application.

CHAPITRE V

Manuel opératoire.

La laparotomie exploratrice ne présente, comme pratique, rien de particulier; sa technique est la même que celle de toute laparotomie.

La première condition pour assurer son succès est de s'entourer de tous les moyens nécessaires à l'asepsie la plus complète; car, dans les laparotomies, plus encore que pour les autres opérations, l'asepsie semble supérieure à l'antisepsie.

Inutile de dire que l'opérateur et ses aides doivent avoir leurs mains et leurs vêtements absolument désinfectés; on doit nettoyer soigneusement la peau de la patiente jusqu'au-delà du point où doit porter l'incision; les linges, éponges, instruments, eau et objets de pansement employés, doivent avoir été stérilisés.

Jusqu'au moment du pansement, la plaie n'est ordinairement mise en contact avec aucun désinfectant chimique.

Certains chirurgiens emploient cependant divers agents antiseptiques : acide phénique, acide borique, sublimé, etc. L'addition de ces substances ne présente d'utilité qu'autant qu'un liquide septique vient à s'introduire dans le péritoine, comme, par exemple, si, dans le cours d'une opération, un kyste se rompant brusquement, son contenu se répand dans la cavité abdominale.

Deux points importants méritent d'être signalés : l'étendue de l'incision et les manœuvres intra-abdominales.

Quelques chirurgiens conseillent l'incision latérale pour

mieux explorer les organes situés sur les côtes de l'abdomen ; mais il est préférable, en général, de faire l'incision médiane, attendu qu'elle n'expose pas plus que la latérale à l'éventration, lorsque la suture est bien faite, et qu'on évite ainsi de blesser les vaisseaux de la paroi abdominale.

Autrefois, on faisait l'incision très courte, permettant seulement l'introduction de deux doigts. Ainsi, Peaslee conseillait l'usage d'un stylet spécial qui, introduit dans l'abdomen, était destiné à faire le tour de la tumeur pour bien se rendre compte des adhérences qu'elle présentait ; et, s'il s'agissait de kystes ovariques surtout, ces dernières suffisaient pour contre-indiquer leur ablation.

On est devenu depuis lors beaucoup moins timoré, car aujourd'hui on ne craint plus de faire de larges incisions pour mieux se rendre compte de l'état des organes.

Étant sûr de son innocuité, on a, en effet, tout intérêt à pratiquer une incision longue, puisque, en permettant de mieux éclairer le diagnostic dans les cas douteux et d'apprécier plus nettement les chances de l'opération, elle facilite davantage la pénétration de l'air dans le péritoine, ce qui a son importance, attendu que certains auteurs ont attribué à l'action de ce dernier les résultats surprenants qu'ont produits plusieurs laparotomies exploratrices.

Les manœuvres intra-abdominales doivent être aussi simples que possible. M. le Dr Villar insiste sur ce point dans sa communication au Congrès de Rome.

L'incision étant assez grande pour permettre l'introduction de la main, on doit explorer la cavité abdominale dans toute son étendue, tourner autour de la tumeur, si elle existe, et se rendre compte de ses connexions avec les organes voisins, en évitant de la déchirer, si elle est inopérable, de faire saigner et d'occasionner le moins de dégâts possible.

Ce n'est d'ailleurs qu'à ces conditions que la laparotomie reste réellement exploratrice.

Lorsqu'il existe du liquide dans la cavité abdominale, comme dans l'ascite, il faut prendre des précautions de propreté rigoureuses et faire ce que l'on appelle « la toilette du péritoine ». On emploie alors de l'eau stérilisée, soit pure, soit additionnée d'un agent antiseptique. Fitz Gérard (¹) préconise, dans des cas analogues, une solution chaude d'acide phénique à 1 p. 150.

Dans une ovariotomie, chez une enfant de quatorze ans, le kyste se rompit et une grande partie du liquide envahit l'abdomen. Il fit alors, avec sa solution, un lavage très soigneux de toutes les anses intestinales et des parois du ventre, épongea avec soin après ce lavage, et termina l'opération, qui eut pour résultat la guérison radicale de l'enfant.

M. Polaillon a fait une communication sur le danger que peut présenter le lavage du péritoine pendant les opérations pratiquées sur la cavité abdominale. Il conclut que ce lavage peut provoquer l'arrêt de la respiration en même temps qu'une syncope mortelle, lorsque l'eau pénètre dans les régions supérieures de l'abdomen, et surtout lorsqu'elle arrive au contact de la face inférieure du diaphragme.

Pour atténuer ce danger, l'auteur dit qu'il faut :

1° Placer l'opérée dans une position inclinée, la poitrine étant plus élevée que le bassin, de manière à ce que le lavage soit limité à ce dernier et à la partie inférieure de l'abdomen, sans que l'eau puisse refluer jusqu'au diaphragme.

2° Employer de l'eau dont la température ne soit jamais supérieure à celle du corps.

3° Surveiller d'une façon toute spéciale l'anesthésie chloroformique au moment du lavage.

Ces conseils sont excellents ; mais, en général, le lavage du péritoine est inutile après une laparotomie exploratrice. Il est d'ailleurs démontré que les lésions traitées par cette opération guérissent plus facilement par la simple incision que lorsqu'on se sert d'une substance quelconque pour agir sur elles.

M. Delagenière (du Mans) préconise le plan incliné à 45° pour toutes les opérations abdominales. Pour les laparotomies

---

(¹) Fitz Gérard, *Austral. med. Journal,* 15 mai, et *London med. Record,* 15 août 1880.

exploratrices, en particulier, cette position facilitera l'exploration lorsqu'elle devra porter sur les organes pelviens.

Depuis le 18 novembre 1890 jusqu'au mois de mars 1893 l'auteur a fait 102 opérations abdominales, en inclinant ainsi les malades, et s'est toujours bien trouvé de ce procédé.

Ainsi que nous l'avons déjà dit, il est indispensable, pour éviter des complications pouvant se produire à la suite de toute laparotomie, surtout après une longue incision et un examen prolongé, de bien suturer la paroi abdominale qui joue un rôle important dans la production des hernies ventrales.

Pour la rendre assez résistante, on doit faire trois plans de suture en surjet au catgut.

Nous venons, du reste, d'exposer sommairement les conditions et les soins que nécessite la laparotomie exploratrice; mais, l'état pathologique des malades et la nature des affections qu'il s'agit de combattre obligent parfois à des précautions qui peuvent différer de toute indication signalée, et nous devons ajouter qu'en général, la chirurgie réalise d'autant mieux nos espérances, que l'opérateur sait mettre à son actif, en sus de l'habile main dirigeant son instrument, l'intuition qui fait craindre, sans la moindre apparence visuelle, que des complications inattendues ne viennent infirmer le succès opératoire.

CONCLUSIONS

De ce que nous venons d'exposer, il y a lieu de conclure que la laparotomie exploratrice paraît indiquée :

1° En présence des cas dont le diagnostic échappe aux médecins, même les plus habiles, malgré les nombreux moyens dont ils disposent, et si l'on est en droit de supposer que la vue seule puisse éclairer et permettre d'intervenir d'une façon plus efficace;

2° Lorsqu'on se trouve en présence d'une tumeur que l'on croit inopérable, et que, pour s'assurer si une opération est réellement utile à l'amélioration de l'état du malade, il est nécessaire de recourir à une investigation complète;

3° Dans les cas d'ascite, d'adhérences et de névralgies abdominales rebelles;

4° En présence d'affections de l'estomac, de l'intestin, du foie, etc., à caractère de tumeurs malignes, ne serait-ce que dans l'espoir de produire l'action, tantôt palliative et tantôt curative, que nous avons eu occasion de signaler en résumant les résultats constatés, attendu que, sous son influence, nous avons vu des tumeurs d'aspect incurable et très volumineuses disparaître même complètement.

Certains praticiens n'ont admis cette action qu'au point de

vue des tumeurs inflammatoires, attribuant l'amélioration obtenue à la disparition des lésions concomitantes aggravant la situation des malades; mais, eu égard à son innocuité, nous estimons qu'il y a lieu de généraliser l'application de la laparotomie chaque fois qu'une exploration peut détruire des doutes dans les diagnostics indécis; car, très simple par elle-même et sans danger pour le patient, elle exerce souvent une action des plus salutaires sur les diverses affections auxquelles il convient de l'appliquer.

INDEX BIBLIOGRAPHIQUE

ADLER. — Thèse, Paris, 1892.

ALDIBERT. — Thèse, Paris, 1892.

BARKER. — Société clinique de Londres, février 1893.

BAUSSENAT. — Thèse, Lyon, 1893.

BAUMGAERTNER. — *Berlin. klin. Wochenschrift*, n° 5, 1879.

BAUDOIN. — *Progrès médical*, 1892.

BAZY. — Société de Chirurgie, octobre 1891.

BICHAT. — *Bulletin de la Société de Chirurgie*, 4 février 1885.

BIRD. — *Med. chir. Trans.*, 1867.

BLAND SUTTON. — Thèse de Lascoutx, Lyon, 1894.

BOXALL. — Société Harveyenne de Londres, mai 1894.

CARILIAN. — Thèse, Paris, 1885.

CLAY. — *Med. chir. Trans.*, 1851, n° 34, et *The Lancet*, 1850.

CLUTTON. — Société clinique de Londres, novembre 1892.

COURTY. — *Traité pratique des maladies de l'utérus*, 3e édition, 1881.

DEBOVE. — Société médicale des Hôpitaux, juillet 1882.

DELBET. — Société anatomique, avril 1892.

DELBET. — Société anatomique, Paris, novembre 1892.

DEMONS. — Congrès français de Chirurgie, Paris, octobre 1889.

DUFFAU-LAGAROSSE. — Thèse, Bordeaux, 1893.

DUNLAP. — *New-York med. Journal*, 11 février 1893.

DUNCAN. — *Transactions of the obstetrical Society*, 1893.

DUPLAY. — *Union médicale*, novembre 1891.

DUPLAY. — *Cliniques*, novembre 1891.

DUPLAY. — *Semaine médicale*, 10 juillet 1892.

DURET (de Lille). — Congrès français de Chirurgie, Paris, octobre 1889.

DURET (de Lille). — Congrès français de Chirurgie, 1892.

DOHRN. — *Deutsche med. Wochenschrift*, 1879, et Thèse de Carilian, Paris, 1885.

DORAN. — *British med. Journal*, 21 octobre 1893.

EKSTEIN. — *Prag. med. Wochenschrift*, 1892, n° 43, p. 507.

EWING MARS. — *Transact. of the College of physicians*, Philadelphia, vol. I, 3e série, 1875.

EWITT GRAILLY. — *The diseases of women*, 1872.

FELSENREICH. — *Wiener med. Blätter*, 22 mars 1883.

FERRAND. — *Dict. encyclopédique des Sciences médicales*, t. XIX, 2e série.

FITZ GÉRARD. — *Austral. med. Journ.*, mai, et *London med. Rec.*, août 1880.

FRITSCH. — *Centralblatt für Gynækol.*, juillet 1890.

GANGITANO. — *La Riforma médica*, 7 et 8 novembre 1892.

GOGGANS. — *Bulletin médical*, 1892, p. 17.

GOODEL. — *Americ. Journ. of Obstetr.*, 1882.
GREIG SMITH. — *British med. Journal*, 17 janvier 1894.
GUSSEROW. — *Semaine médicale*, janvier 1893.
HANDRIX (Bruxelles). — Congrès intern. de Gynécologie, Bruxelles, 1892.
HOFFMANN. — *Saint-Petersbourg med. Wochenschrift*, 1882.
HOMANS. — *Americ. Journal of Obstetr.*, 1882.
HULKE. — Soc. royale de Méd. et de Chir. (Angleterre), 22 novembre 1892.
ISRAEL. — Société de Médecine berlinoise (*Mercredi médical*, 1894).
JABOULAY. — Thèse de Lascoutx, Lyon, 1894.
JABOULAY. — *Lyon médical*, 1894.
JULHIET. — Thèse, Lyon, 1895.
HEHRER. — Société médicale de Heidelberg, mai 1894.
KARCZEWSKI. — *Przegl. Chirurg.*, 1893, vol. I.
KNOWSLEY THORNTON. — *Med. Times and Gaz.*, vol. II, p. 565, 1878.
KIWISCH. — *Klinische Vorträge über spec. Path. u. Therap. der Krankeiten des weiblichen Geschlechts*, 1857.
KŒBERLÉ. — *Mémoires de l'Académie de Médecine*, 1863, t. XXVI.
KŒNIG. — *Centralblatt für Chirurgie*, 1890.
LAFONT (DE). — Thèse, Toulouse, 1892-93.
LASCOUTX. — Thèse, Lyon, 1894.
LAWSON TAIT. — *British med. Journal*, 1883.
LAWSON TAIT. — *Traité des maladies des ovaires*, 1886.
LAWSON TAIT. — *Edinburgh med. Journal*, novembre 1888.
LAWSON TAIT. — *Med. Rec. New-York*, mai 1890.
LAWSON TAIT. — *The Lancet*, 7 février 1891.
LAWSON TAIT. — Association médicale britannique, 1892.
LE DENTU. — Société de Chirurgie, février 1893.
LUSK. — Association américaine de Gynécologie, septembre 1892.
MADELUNG (Rostock). — XIXᵉ Cong. de la Soc. allem. de Chir., Berlin, 1890.
MARCHAND. — Société de Chirurgie, Paris, novembre 1892.
MATHEUS MANN. — *Buffalo med. and surg. Journal*, 1890.
MAURANGE. — Thèse, Paris, 1889.
MENDÉ. — *Trans. of the New-York obstetr. Society*, 1891.
MICHAUX. — Société de Chirurgie, mai 1894.
MONOD. — Société de Chirurgie, Paris, mai 1892.
MONTAZ. — Congrès français de Chirurgie, Lyon, 1894.
MORISON. — *The Lancet*, 21 janvier 1893.
MORRIS. — Association médicale américaine (*Détroit*, juin 1892).
MOSETIG MOORHOF. — *Wiener medizinische Presse*, octobre 1888, n° 44.
MULLER. — Réunion des médecins et naturalistes allemands, Nurenberg, 1893.
MURPHY. — Association médicale américaine (*Détroit*, juin 1892).
MYERS. — Association médicale américaine (Revue des Congrès, 1892).
NUTT. — Association médicale américaine de San-Francisco, juin 1894.
PÉAN. — *Leçons cliniques*, 1878, et Thèse de Carilian, Paris, 1885.
PÉASLE. — *Ovarian Tumours*, 1873.
PÉTRI. — Thèse d'Aldibert, Paris, 1892.
PHILLIPS. — *Med. chir. Trans.*, 1884, n° 27.
PIC. — Thèse, Lyon, 1890.
PITHA et BILLROTH. — *Der chir. spec. Path. u. Therap.*
POLAILLON. — Académie de Médecine, juillet 1892 (*Mercredi médical*, 1892).
POLLOSSON. — Société des Sciences médicales de Lyon, juin 1893.
POTTER. — *Mercredi médical*, 1892, n° 29, p. 346.

Pozzi. — *Traité de Gynécologie clinique et opératoire*, 1892, p. 770.

Pozzi. — Thèse de Lascoutx, Lyon, 1894.

Quénu. — Société médicale des Hôpitaux, 10 mai 1895.

Raymond. — Société de Médecine de la Haute-Vienne (1er semestre 1892).

Reclus. — Société de Chirurgie, février 1892.

Reverdin. — Société de Chirurgie, février 1894.

Richelot. — *Gazette des Hôpitaux*, 1891, p. 970.

Richelot. — Société de Chirurgie, juillet 1891.

Richelot. — Académie de Médecine, juin 1893.

Richelot. — Société de Chirurgie, mai 1894.

Richelot. — *Presse médicale*, 1894.

Riedel (Iéna). — *Arch. f. klin. Chir.*, XLVII.

Roosenberg. — *Feestbundel a F. G.*, Donders, Amsterdam, 1888.

Rotter. — Société de Médecine berlinoise, février 1894.

Savage. — *British med. Journal*, 1883.

Schmalfuss. — *Centralb. f. Gynækol.*, décembre 1887, et Thèse d'Aldibert.

Schwartz. — Société de Chirurgie, mai 1892, Paris.

Sharkey. — Société clinique de Londres, novembre 1892.

Spencer Wells. — Thèse de Carilian, Paris, 1885.

Spencer Wells. — *Medico chir. Trans.*, 1863.

Spencer Wells. — *The Lancet*, octobre 1869, et *Lyon médical*, 1869.

Spencer Wells. — *Mois médical*, avril 1891.

Sutherland. — *The Lancet*, 10 décembre 1892.

Terrier. — *Bulletin de la Société de Chirurgie*, février 1885, p. 76.

Terrillon. — *Clinique chirurgicale*, 1889.

Terrillon. — *Annales de Gynécologie*, 1885.

Tianef. — Thèse, Montpellier, 1893.

Tipjakoff. — Ueber Peritonealadhœsionen (*Centralblatt f. Gynækol.*, 1892).

Treves. — *British med. Journal*, février 1889.

Truc. — Thèse d'agrégation, Paris, 1886.

Tuffier. — Société de Chirurgie, mai 1891.

Velpeau. — *Nouveaux Éléments de médecine opératoire*, 1832.

Verneuil. — *Semaine médicale*, 1883.

Villar. — *Archives provinciales de Chirurgie*, juillet 1894.

Wagner. — *Arch. f. klin. Chir.*, XXX, p. 504.

Walter Rigden. — *The Lancet*, 1871.

White. — *Annales of Surgery*, 1891.

Zweifel. — *Berlin. med. Wochenschrift*, 1881.

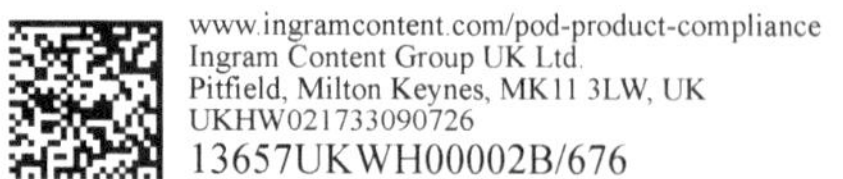